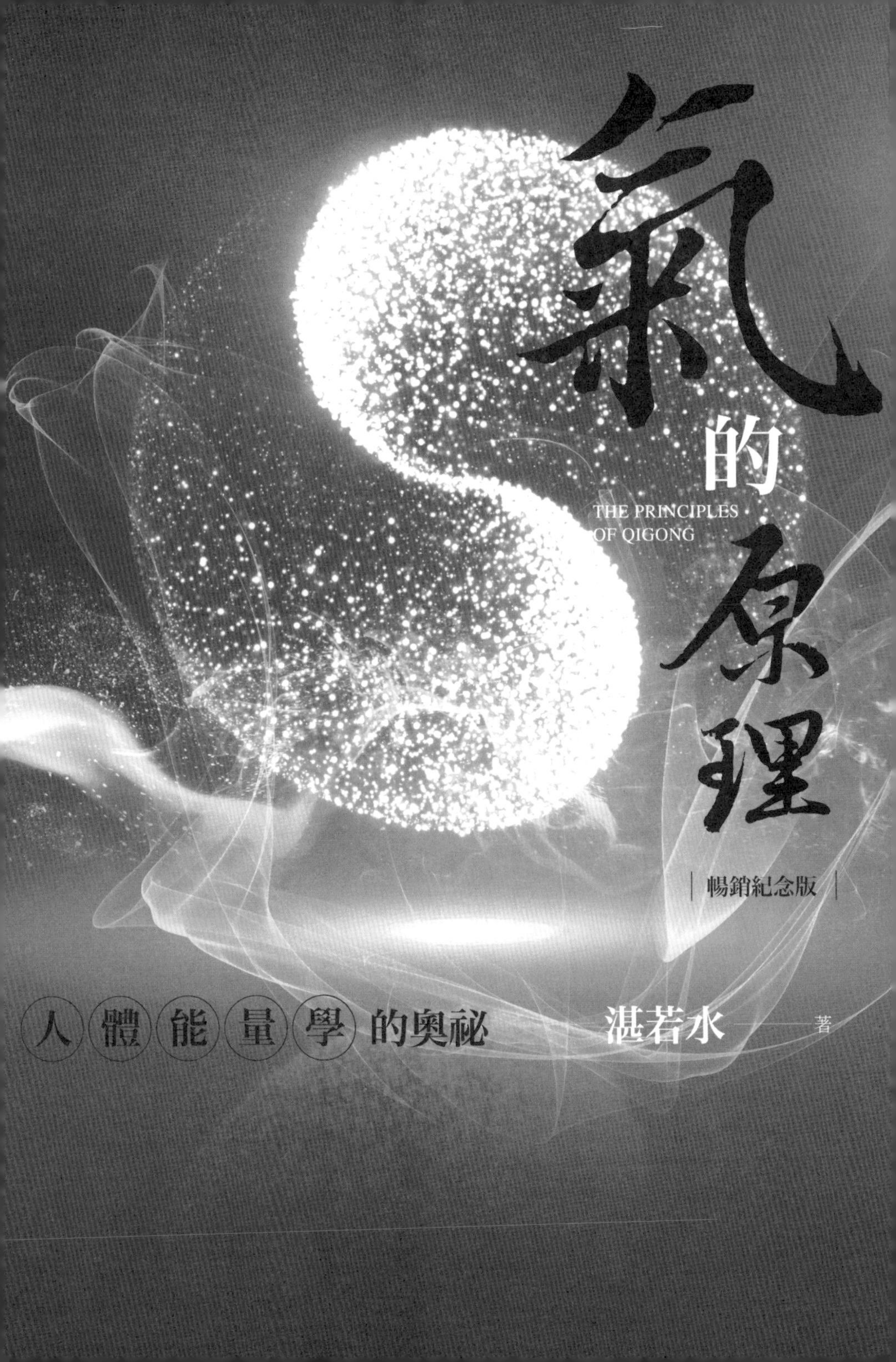

氣的原理

THE PRINCIPLES OF QIGONG

暢銷紀念版

人體能量學的奧祕

湛若水 著

〈專文推薦〉

劃時代的氣的總整理

羅錦興

台語說：「輸人不輸陣，輸陣歹看面」，氣在中國演化幾千年，從道家的守竅修持仙體到太極拳的發勁落實，一直演化到最近的氣功養生，可說是大放異彩。氣本就隨著中國文化演進而息息相關，可惜在這兩百年間，近代科技文明的興起，卻壓抑著中國一些文明的發展，氣和醫學皆在這波被壓抑的名單之中。氣並不可怕，也不神祕，是每個人與生俱來就擁有的，只要公開透明，就會越來越清楚，也就不會訴諸神祕，而讓芸芸眾生在神祕之中，受到欺騙與傷害。

本書作者對氣的了解，有幾十年的深厚經驗，本身也是知識份子，本著知識份子的良知，針對中國幾千年的各種道書，深入淺出的描述氣的修練次第，同時，又提供作者自我體驗與諸道書不同的見解，可說是一本很好的氣的「參考使用手冊」。本書還引用西方醫學目前研究氣的進度，且對中西、印度有關氣的修練，都一一加以歸類說明。

雖然練氣的危險性不低，但這是訴諸神祕所引起的，本書願意公開部分祕密且做劃時代的總整理，實在非常難得。雖然目前要練氣，最好要跟著正確名師修練，不但事半功倍且比較不會發生危險，但是希望藉由本書的問世，拋磚引玉地令更多的名師著書且科學家也加入鑽研相關設備，尤其這是中國固有文化之一，我們應該投入更多的資源，當仁不讓地拿下氣的諾貝爾獎。本著固有傳統，我們應當把氣的原理研究清楚，落實到每個人的健康之上，與天地萬物同一鼻息，自然就會有環保概念，與地球萬物共創美好的生活環境。

（本文作者爲成功大學電機系教授）

〈改版序〉
揭開人體能量學的奧祕

湛若水

不久以前，兩位居住在香港的女士與我通訊，表明她們在練習氣功時產生了一些疑問，想到台灣來與我討論。香港人果然效率頗佳，過了幾天她們就飛到台灣來了，在這趟專程「訪道」的三天行程當中，我們每天下午在台北的咖啡館解題論道，我並且教了她們幾招氣功功法。

談話中，她們從提袋裡取出《氣的原理》這本書，打開書一看，兩人的書都用各種色筆畫出重點，空白之處還寫滿心得，可見讀書之用心。她們告訴我，書已經讀了好幾遍，書頁也畫得五顏六色，這次來台想再買一本好好保存。

在多次與讀者見面的場合，發現讀者將書本畫滿重點的情形頗為常見，這一次商周出版決定推出暢銷珍藏版，我不禁拍案叫好，對於想要收藏這本書的讀者來說，眞是一個好消息。至於冠上「暢銷」二字，原因是這本書自二〇〇七年出版以來，廣受華人世界歡迎，銷路歷久不衰；兩年前由中國海南出版社發行簡體版，書名改為《道家眞氣》，也頗受大陸讀者好評。

修道練氣是中華文化的精髓，祖先留傳下來的道書浩瀚如海，但是古代道書大都玄奧難解，以致與現代人產生很深的隔閡，造成道家文化逐漸式微，殊為可惜。《氣的原理》最大特色是以白話解釋練氣的道理，易讀易懂，可說是一本「現代道書」，甚至許多從未接觸氣功的朋友，因讀此書而燃起修練的意願，讓我感到非常欣慰。

《性命圭旨》有云：「道也者，果為何謂也？一言以定之，曰『氣』也。」金代道士馬丹陽也說：「學道無他務，在養氣而已。」修道即是練氣，但是「氣」無形無色，無法具體描述，很難讓人理解。《氣的原理》雖然引述了很多道家前輩的理論，但筆者隨之都採用現代科學的觀點加以闡釋，使讀者能夠明白文義。書中談到氣的種類有哪些？氣的性質為何？不同的氣各自對人身產生何種作用？由初學到進階須採用什麼功法？這些問題，本書皆以簡明白話論述，許多朋友讀過本書之後，大都對於修練的輪廓有了概括的瞭解。

《服氣經》說：「道者氣也，保氣則得道，得道則長存。」氣是生命的元素，氣盛則健康強健，氣衰則體弱多病。現代醫學遇到許多瓶頸無法突破，即因無法明白身體能量的運作原理。練氣保氣，讓身體能量充足，即能提高身體的免疫力及再生能力，這是維護健康的根本之道。

修道練氣分有修性、修命兩個領域，修命爲求健康延年，修性爲求提升性靈。時至現代，大多數人練氣目的大都是爲了增進身體健康，在古代道書裡面，關於練氣養生的基本功夫談論較少，而且大都語焉不詳，讓後代子孫難以遵循，所以本書大都聚焦在修命的部份，利用較多篇幅解析練氣保健的原理，期望讀者能夠瞭解祖先的養生智慧，進而日日勤而習之，爲預防疾病、增進健康而努力。

〈實修心得〉

體驗「氣」在人體的奇幻旅程

吳家燊

幾年前，機緣湊巧讀了《氣的原理》，看了書中的理論與功法，在半信半疑中嘗試練功兩個月後，丹田出現了變化，才開始思考「氣」是什麼？其後更體驗了經絡穴道、筋骨髮膚大大小小的無數變化，引領我沉思生命、宗教、中醫，以及中華文化等面向的諸多問題。

對我而言，《氣的原理》無疑是我生命中的黑天鵝效應，對我個人的身心靈影響至爲巨大。

三年多以前，湛若水老師除了將《氣的原理》改寫成簡單易讀的《圖解氣的原理》外，之後還陸續出版了《內經呼吸養生法》與《健走功》二書；加上平日湛老師在「氣功網」網站上發表的精闢論述，其內容皆可視爲《氣的原理》的延伸理論與實踐藍本。

如今，《氣的原理》以軟精裝推出暢銷珍藏版，相信一定有許多讀者會買來收藏。

《氣的原理》是湛老師第一本著作，書中論理清晰，介紹功法明確，二〇〇七年購得此書之後，我開始按照書中教授的方法練習，練約二個月左右，每次練功不久，體溫就大幅上升；大約六個月開始出現氣到丹田的現象；隔年初冬，丹田部位更是經常暖烘烘的，發覺丹田的氣會和呼吸相應和。

二〇〇九年，我的身體開始進行長達年餘的密集排濁：上火、腹瀉、大量排氣、全身長疹發癢，眼睛及鼻腔流出許多分泌物。後來這些現象逐漸消失，同時體重約減了十公斤，不但感到身體輕鬆舒適，而且自此健康少病。

某日晨起，靜坐意守丹田，突然感覺肉體消失了，也不見屋內擺設，只感到身體的形狀，有身體邊界（boundary）的感覺，身體有時變得很大，忽然間又變得好小，但仍能若有若無地感覺丹田隨呼吸起伏與溫熱感，意識好像在很深邃的遠方……讓我進一步體驗了氣的奧妙。

二〇一二年五月某日，中夜一陽來復而醒，於是意守丹田，練習書中所授「精關運轉」功法，不久陽縮，丹田開始自動旋轉，並有氣沿督脈上行至玉枕穴，突然感覺玉枕穴像活塞般，上下開闔，與丹田的旋轉相呼應。

不久，有一天夜裡突然氣過尾閭、走督脈像點燃鞭炮的引信般，一路向上延燒；接著夾脊穴像風扇葉片般地開始轉動，氣所經之處有如發燙的鐵絲，讓我親身體驗了道家

「過三關」的過程。

李敖先生在他主編的《中國名著精華全集》序言中說：「做中國人，總不能不看中國書吧？……讀他們，無從讀起；不讀他們，又愧為中國人。」原本我也同意李先生這段話，不過讀了《氣的原理》並實際練功之後，我才了解到，看再多經典名著，如果不練功，恐怕也無法觸及中華文化思想的核心！

張長琳教授在他的著作《人體的彩虹》中論及科學家的侷限性，他說：「能量確實與生命、精神一樣，既看不見也摸不著。」並在說明電磁波時，提及肉眼可見和不可見的世界，可以重疊，甚至相互干涉。

湛老師則在《氣的原理》中指出，道家所言的精神都是能量，這些能量都有波動。我們的身體若能一如書中所述，全身細胞電極趨於同步，身體即會感受到持續不斷輕順震動之波動現象，這些波動有時會與環境中的能量波相互干涉、共振，從而產生許多不可思議的現象，例如「看到」路面、牆面有如海平面般不斷地波動，並週期性地與日月星辰、甚至雷雨颱風的能量波相應和。因此，「天人相應」絕非只是學術上、哲學思想上的空口白話！

除了上述幾本著作之外，湛老師並於二〇一四年五月在網站上推出「健身氣功」網授課程十講，開放提供給社會大眾點閱練習，每一式功法步驟及原理都解析得明白易懂，人人皆可輕易學習，增進健康，造福社會功不可沒。對於想要研讀與實踐《氣的原理》的讀者，有了「健身氣功」這套網授課程，練功也的確容易多了！

多年來我研讀書中的理論，身體力行裡面介紹的功法，經歷了「氣」在人體的奇幻旅程！何其幸運，我能與《氣的原理》結緣、與湛老師結緣，讓我對身、心、靈的奧祕與身體排濁納清的機制有了深刻體認，相信不少讀者透過這本書，也都和我一樣，領悟了道家養生之道的內涵，進而增進身心的健康。

（本文作者為中華科技大學財金系講師）

氣的原理 目錄

第一章

緒論：氣的輪廓

氣功愛好者的疑惑

有位朋友學了幾年氣功，想爲推展氣功盡些力量，於是在網際網路上開了【氣功留言板】的網站，任何人都可以上網提出問題、發表意見。朋友邀了我和幾個道友做爲留言板的「台柱」，負責輪流主答網友的發問。一、兩年下來，上網閱覽、討論的網友越來越多，這才發現，原來有不少人對氣功有興趣。不過，老子說：「上士聞道，勤而行之；中士聞道，若存若亡；下士聞道，大笑之。」聽說氣功好就趕緊努力學習的上士仍居少數；而聽到氣功會「大笑之」的人，在氣功頗爲風行的今日，應該也不多了。絕大部分的人屬中士，對氣功將信將疑，或者心動卻沒有行動。

從網友對談中得知，一般人對氣功的認識來自兩個管道：一是網站，一是書籍。一般人練氣功也有兩種方式：一是加入氣功教室，一是憑著東拼西湊的氣功知識就「閉門自修」了。其中以自己盲修瞎練的居多，所以練出毛病的人也很多，最糟糕的是練出了問題卻找不到地方請教，其心中之惶恐可想而知。

舉例來說，一位網友說，他每次一靜坐，沒多久自己就不見了，一個多鐘頭才又自動回來，這「不知身在何處」的情形讓他感到害怕。我衡度他功力尚淺，不宜坐忘，教他一些心法之後，他才能夠將自己「綁」在人間。另外，一位教拳的武術教練說，練了十幾年的功夫，卻沒有練出勁道，問題究竟出在哪裡？我告訴他，那是因為沒有練好丹田氣及「布氣」；但因留言板篇幅有限，許多問題只能說個重點，未能暢所欲言。

現代人學氣功普遍乏人指導。以我自己為例，當我還在唸師範學校時，有一天我上街逛書店，發現書架上擺著一本《科學氣功》，立刻買回來，照著書中的方法練功，不料練了一段時間之後背痛難當，這個現象持續了好幾年，讓我痛苦萬分，直到拜師學藝背痛的問題才解決。我猜想，當時必有不少人跟我一樣，看到書名有「科學」兩個字，就深信不疑而購書練功，這些人大概也都吃盡了苦頭。

我在師範快畢業的那年突然胃出血，而且併發很嚴重的紫斑病，只好休學住院治療。在生病的半年中，我的內臟全部發炎，而且氣虛體弱，連坐著的力氣都沒有，後來雖然撿回一條小命，但健康狀況一直很差。當兵退役開始上班後，每天下班回到家裡，便癱在沙發上動彈不得，正值壯年卻已體衰至此，不免心生憂慮。但自從開始練功之後，身體便日趨強健，直至今日未再生過病，體能、記憶力也都處於極佳狀態。我的健康全拜氣功之賜，因此數十年來持續專心思索氣功的原理，希望了解氣的奧祕。

網站上的一問一答持續一段時間之後，網友們漸漸期待能有更全貌的概念，於是要我推薦氣功書籍給他們看，我到書店買了一堆氣功相關書籍回來，走馬看花瀏覽一遍，發現這些書不是在談歷代氣功的發展，就是在記錄氣功治病的實錄以及科學實驗數據，眞正在「氣的原理」這個領域發揮的，竟然付之闕如。於是不揣淺陋將數十年來的心得整理出版，網友們也全都大力贊成。

日益蓬勃的練氣風潮

數十年來，全世界學習氣功的風氣漸起，加入的人士已達數千萬人，如果把氣功的內容定義爲「呼吸吐納」，涵蓋的範圍就更加廣了，凡涉及呼吸吐納的練功方式如靜坐、導引、瑜伽、武術、修道、坐禪等，幾乎都可歸屬於氣功一類，把全世界參與這類活動的人士統加起來，恐怕要超過幾億人，顯然氣功已成爲全人類熱中參與的活動。

另一方面，氣功的研究也發展得很快，研究氣功的學術單位相繼成立，前蘇聯很早就成立了中國氣功和武術研究中心；歐美各國也不落人後，美國著名的麻省理工學院、哈佛大學、紐約州立大學、聖地牙哥海軍醫院；英國的倫敦大學、布爾比克學院；瑞士瑪赫瑞布研究大學等校，都建立了氣功研究機構；此外，世界各地官方、民間氣功學術團體也如雨後春筍般紛紛設立，論述氣功的書籍、期刊也逐漸增加。波蘭和捷克還把氣功納入訓練運動員的項目，美國亦把氣功做爲宇航員的必修課程。六〇年代末期，加拿大及美國根據氣功的放鬆原理與現代電子儀器結合，研創生物回饋療法，並將其納入到「控制論」的研究範圍。

一九七三年以後，國際氣功學術會議曾分別在羅馬、布拉格、摩納哥、多倫多等地舉行；中共於一九七八年開始，以中國原子能之父錢學森爲首的一些科學家開始推展氣功，次年七月在北京召開「氣功彙報會」之後，氣功的研究更在全國如火如荼展開，設置氣功理療部門的醫院、療養院更不計其數。

在台灣方面，陳履安先生擔任國科會主委時，因本身曾練氣功，故對氣功相當關心，認爲氣功是中華傳統文化。他看了大陸氣功發展的相關論文之後，發現台灣在這方面落後太多，應該急起直追，於是敦請台大電機系教授李嗣涔博士組成「氣功研究小組」，以科學儀器檢驗的方式研究氣功，其中成員包括中央研究院物理研究所王唯工教授、陽明醫學院崔玖教授、東吳大學物理系陳國鎭教授以及台大醫院神經科張楊全副教授等人。但是小組成員都不會氣功，於是陳主委拿了一本《禪密功》給每位成員，叫大家回去練習，台灣的氣功研究於焉展開。在研究過程中，李嗣涔博士曾邀請多位各門各派的氣功師到台大醫院腦波室測量腦波，筆者也是其中之一，後來研究小組也發表了多篇有關氣功的研究報告。

氣功確實是一門奇特的學科，雖然有那麼多人在練習，但大多數人對氣功仍是一知半解。雖然知道練氣功能強身治病、減輕壓力甚至能修心養性，但若問何以致此，大概多數人還是只能瞠目以對，反正人云亦云，師父怎麼教，照著練就對了。但是「光說不練假功夫，光練不說瞎功夫」，練習氣功不能只是埋頭苦幹，最好能夠明白其中道理，古眞云：「明其理也，修其道也。」了解原理不但不容易練錯，而且練起來也將事半功倍。

學氣功的重重障礙

「氣」無形無色，科學儀器也許可以測出一些端倪，但卻無法就氣的生成、成分、功能及變化，架構出一套完整的理論。也許有人會問，自古以來研究氣功的書籍不是汗牛充棟嗎？古人既然把練功的原理和過程都記錄下來，研究這些書籍不就一目了然嗎？

其實不然，大部分的道書，沒有經過修練體驗其中境界的人根本看不懂。朱熹學富五車，可是一部《周易參同契》研究了半輩子還是不得其門而入；空海拒絕把《理趣經》借給最澄，原因是認為他看不懂；後期全眞道大師陳致虛讀《金丹大要》不明其中奧旨時，尚且需要面對祖師畫像，晨夕香花、讀經百遍千遍，以期「頓爾開悟」。至於老子、莊子及其他一些道家經典，古今學者的註解，其中部分內容如果照著字面臆測，有時候不免牛頭不對馬嘴。

古人說：「書中若得學道法，滿街皆是大羅仙。」又說：「假傳萬卷書，真傳一句話。」修道典籍雖然堆積如山，但想要從書中了解氣功卻是相當困難的事，道書中不但充滿謎語、暗言之比喻，讓人覺得玄虛難解，或者是有法無訣，缺乏詳細的步驟說明。而氣功文獻中充滿「陰陽」、「鉛汞」、「河車」、「胎息」、「鼎爐」等等抽象的字眼，因為欠缺體證，即使看了書也很難在腦海中產生具體概念。

有謂「閱盡丹經千萬篇，末後一著無人言」。未經他人點破，道書讀再多遍，還是無法了解古人所說的那些抽象文字的真正涵義。如果沒有人能夠把道書翻譯成我們聽得懂的白話，對現代人而言，丹經道書仍然只是玄之又玄、難以理解的「仙書」。

此外，最令人遺憾的是，氣功還有一些口授心傳、不筆之於書的「心法」，這些心法往往就是修練氣功的最關鍵之處。所謂「江湖一點訣」，師父說出訣竅之後，聽者往往恍然大悟：「原來這麼簡單」，但是自己研究，可能一輩子也悟不出來。

古時候，氣功是許多人一生的志業，況且各門派之間相互較勁、爭排名，自家門派苦心研創的功法如果被別人學走，就像現代企業視為機密的程式、軟體被盜用一樣，絕對是無法忍受的。因此，這些祕訣各門派都是保密到家，只傳少數弟子，或者傳子不傳媳，有些門派甚至嚴禁門人著書立說。如此一來，經過漫長歲月、人事變遷，有些祕訣便失傳了。

除了古書之外，近代坊間也出版了許多氣功書藉，不少人到書店買本氣功書，就照著書中的方法練了起來，如果書中談的只是些簡單的呼吸吐納方法，或是各式各樣的導引動作，就算練錯了尚無大礙；最怕是觸及守竅、周天運轉、煉丹之類比較高階的功法；如果沒有明師指點就照著書中的方法修練，是相當危險的。每個人的天賦、體質不同，一樣的功法，人人練出來的結果可能不一樣，況且有些練功的關竅還是無形的，經絡圖上根本找不到。捧著書籍練功，就像盲人騎瞎馬，險象環生。

學氣功重師承

有一回，一位住台中的朋友帶了一個年輕人來找我，想要請教一些氣功上的問題。這位年輕人全身的氣「強強滾」，但是因爲沒有練化，所以氣在全身流竄，大部分籠罩在體表的筋骨皮肉，也就是所謂的「氣團纏身」。我告訴他行氣的正確角度之後，他立即用我的方法練了一會兒，突然跳起來高興的說：「通了！原來如此！」其實對錯不過是相差一兩公分的穴道而已。接著我又告訴他「心」和「意」的區別，並說明「練精化炁」的守竅方法，教他回去慢慢練習。

像這位年輕人的情形，我們戲稱爲「有錢不會用」。比方說，電也有了，材料也有了，但是根據不同的設計圖、配線圖去組裝，它就會變成收音機、計算機、電腦等等不同的產品出來。「心法」就是練氣的設計圖、配線圖，如果沒有人告訴你正確的心法，自己是很難悟得出來的。武俠小說裡的各路英豪經常爲了一本「武功祕笈」爭得你死我活，爲的就是要一窺祕笈裡的高級心法。俗話說：「醫不叩門，道不輕傳。」我與台中那位年輕人雖是萍水初識，但輕易地就把心法教了他，是著眼於時代變了，「得其人而不教，是謂失道。」學功夫的人已寥寥無幾，既然有人熱中功夫，已屬難能可貴，當然值得給予鼓勵和協助。

古時候學功夫，練功的標準都在師父心裡，因爲氣練久了會產生變化，但是，在什麼狀態之下它的變化達到標準，就關係到「火候」的問題，好像麵包師父烤麵包一樣，他知道什麼時候出爐剛剛好，早一些不行，晚一些也不行。練氣也需要師父在旁觀察，由師父來判斷此一階段的功夫是否已經練好，是否可以進行下一階段的功課，如果尚未達到標準，師父絕不會告訴你下一步怎麼練。練功不能「貪功躐進」，這個階段還沒練好，絕不可以跳過去學下一步比較高階的功夫，否則未蒙其利先受其害。

所謂「師父領進門，修行在個人」，同門學藝的師兄弟，進門時間有先有後，每個人進度不一樣；就算同一時間入門，因資質、勤惰不同，練出來的功夫也有差別。全眞派創始人王重陽有七大弟子，雖然師出同門，但是論道還是各有偏重，也都各自創立了自己的傳法世系，其中丘長春開創了龍門派，在論述方面有很多獨創性，傳至今日，北京白雲觀仍保存龍門家風。

大門派師父在傳授功夫時，有所謂「法不傳六耳」的規矩，師父給誰上課，就只有誰能聽，尤其像開穴道這等大功夫，掌門師父只教給準備接班的傳人，其他弟子別想聽到一個字。此外，在練功的過程中，很可能氣練偏了，或者阻塞在某個部位通不過，也都要靠師父適時給予調整。

「道法三千六百門，人人各執一苗根」，某些師父可能是由一個特殊的角度切入而得道，但是這個角度只適合他個人，當他把這個方法傳授給弟子時，弟子卻怎麼也學不好；因爲功夫若不從基礎練起，很難保證人人皆可學成，這就是有些新創門派曇花一現的原因。

因此，古時候的人學武、修道都很重視師承，大凡傳襲幾百年、上千年的名門大派人人都想拜入門下，因爲名門大派的功法已發展成爲一套完整的系統，經得起歲月的考驗，入門後只要夠用功、按部就班的學，必有所成。而且老門派歷代高人輩出，不乏資質好、悟性高的傳人，不斷開創突破，匯聚了許多高級心法，投身學藝當然可以學到比較高深的功夫；這就像現代學生每個人都擠破頭搶進哈佛、劍橋一樣，這等名校出身的畢業生通常名不虛傳，有其眞才實學。

學功夫應該找「明師」，而不是找「名師」。功夫由淺入深，從初階、進階到有成，學習的路途極爲漫長，而且過程變化萬千，做師父的必須遇到任何狀況都有能力解決，才不會誤己害人。

古今氣功推展的環境差異

現代人學氣功，大都把它當成工作之餘的健身、修心方式，但是在古代，氣功卻跟門派的興衰以及個人的前途有很大的關係。

經過金庸小說的描寫，武俠世界令人嚮往。「武道即仙道」，唐宋以來，修道家有很多人兼習武功，其實導引術與武術相距不遠，有些導引姿勢很類似拳法的基本架子，而且修道家本來就練氣功，漸漸發展出內家拳的路數，其中以武當的武術最爲著名，太極拳即廣傳後世，武當劍也是最飄逸的劍法；此外諸如崑崙、華山、青城也都發展出自成風格的武術，佛門則以少林爲宗。

除了寺廟叢林之外，民間也有不少武術門派，華北各省有很多農家，農忙之餘大部分的時間都拿來練武。

若要談初級氣功，還是以武功心法最爲紮實。中國古代氣功的運用有兩大主流：一爲武術，一爲修道。清朝以前，學武和讀書同樣是博取功名的正途，同樣可以拜將入相，光耀門楣。有謂「窮學文，富學武」，學武不但可以衛國，也可以保家。但是，光是學武個性可能失之於粗俗剛強，光是學文又可能失之於儒弱窮酸，因此在中國古代，一個士子的最高標準是允文允武、文武雙全，要「上馬能彎弓射箭，下馬能提筆賦詩」，諸如趙雲、岳飛、郭崇韜、王陽明、文天祥、戚繼光、曾國藩等人；而岳飛是最好的典型，他把「忠」這個字發揮到極致，人人無不崇敬。武夫不識斗大幾個字，當然是被恥笑的對象，書生手無縛雞之力，同樣不被看好。不知道大家有沒有注意，孔子乃文人的代表，但腰間配了把寶劍；關老爺乃武人的代表，但手上捧了一本《春秋》，其用意就在「調和文武」。

在中國五千年的歷史裡面，練氣功是非常普遍的事，同時由於專業、長期的修練，達到很高境界者自然不乏其人。數百年來北京一直是歷朝的首都，鄰近的河北、河南、山東各省都有大將統率重兵長期駐守，所以這幾省的武風也特別盛，可謂高手如雲。

現代人對氣功沒有正確的認識，而且怕練功太苦。我在學功夫的三十年當中，曾經介紹不少親朋好友來學，大部分的人學個三、五天就打退堂鼓了，能夠繼續把基礎打好的，十個人留不到一個，原因都在於不能吃苦。

眞正要學好氣功非下苦功不可，名門大派正規正統的功法大都很辛苦，而且功夫必須經過歲月累積方能有成，一甲子的功力必定比三十年的功力高，那是無庸置疑的。一般而言，除了少數民間門派之外，能夠永續傳襲功夫的，還是以道寺、佛寺爲多，因爲出家人沒有俗事牽絆，所處的環境最利於長期練功，日久自然功深。現代人生活緊張忙碌，若要規規矩矩拜師入門，花個十年、八年的時間學氣功，實際上有其困難。若非一心向道，毅力堅定，大多數的人都是半途而廢。

而且，現代人對氣功的意義不太了解，大體上是因爲聽說練氣功有益健康才來嘗試，許多氣功教室爲利於招生收費，通常都標榜「輕鬆練功」以迎合社會大眾，最好是一加入就有師父幫忙開穴、打通任督兩脈，對於發展正統氣功，尚有相當大的距離。

在民間修道家方面，自古以來的功法大都偏向靜坐守竅，另外再搭配一些養生導引術。古時候師父教徒弟，往往要徒弟照表操課，徒弟若多嘴發問八成還要挨罵。但現代社會要推廣任何一門學科，都必須讓人明白其道理，氣功也一樣，如果都只知其然而不知其所以然，推廣起來自然產生許多障礙。

研究氣的方向與方法

研究氣功的難處，在於研究的對象（氣）虛無飄渺、無從觀察，如果能將氣的內容、變化、功能解析清楚，就能揭開氣功的神祕面紗。

每個人都知道「練精化氣，練氣化神，練神還虛」這個道家練氣口訣，到目前爲止，這也是道家典籍透露出來的唯一線索。只是看似簡單的十幾個字，想要根據這個步驟練氣的人卻深覺無從下手，光是第一句「練精化氣」就難倒人了。因此，我們必須透過一些基本分析，才能眞正了解這個公式的涵義。

從字面上分析，這個公式包含了下列三個重點：(一)「練」這個字就是再製、精製的意思，因此，我們首先要研究精變成氣、氣變成神的方法和過程；(二)「化」即是變化、轉變，不管是質變或量變，前者與後者必有不同之處，因此，接著我們要研究精、氣、神三者之間的成分有什麼不同；(三)我們花了好多功夫將氣練之化之，三者之間的功能必有所不同，否則不必這麼費事，因此，最後我們要研究精、氣、神各有什麼功用？分別對人類產生什麼影響？如果把這三個重點研究清楚，氣功的原理不就眞相大白了嗎？

既然目前全世界已有那麼多人認同氣功，並經由練習氣功、瑜伽、靜坐，在身心健康方面獲得顯著的改善，我們就該傾全力讓「氣功」從霧裡走出來，變成一門人人可懂的「氣功學」。

研究任何一門學科，都必先具備這門學科的基礎訓練及經驗，但是，氣功與一般的學科不一樣，「氣」必須實際修練才能體悟，因此，最有資格研究氣功的人應該是「氣功師」，而且，鑑於古傳道書大都失之片段、缺乏系統，因此參與研究的氣功師最好出身武當、崑崙、少林這些等級的名門大派，唯有這些門派才有一套自基礎到進階的完整系列課程，氣功師長期修練，才有辦法得知功理功法的全貌。

以前的氣功研究模式，「氣功師」大都只是科學家、醫學家的白老鼠，氣功師只負責發功，科學家、醫學家則在一旁測之量之，不斷做記錄、建立數據，即使透過實驗可以測知氣的蛛絲馬跡，但是氣的練化流程，儀器是無法分析的。要說明氣功的原理，如果交由氣功師現身說法，缺點是氣功師大都沒有經過科學訓練，也許提出來的心得報告仍舊是凝神入穴、抱元守一那一套抽象的語言，讓人聽了半天還是不知所云。

目前具備科學家或醫學家學養及氣功實修經驗的人越來越多，用現代科學、醫學的語言加以敘述解析的書籍也時有所見。筆者則是以三十年的實證所得與古代道書來相互印證，因爲古代道書的內容，大都是古人修練有成之後留下來的心得，這些內容是先人實修之後的記錄，可信度很高。筆者用白話解釋氣功時，同時援引道書中的理論佐證，證明我的分析不是在胡扯瞎掰，信口雌黃。

此外，本書偶而也引用現代數學家、醫學家、物理學家的理論互相對照。其實，目前科學家的發現也已逐漸與玄學的領域交會，氣功原理已在科學研究中發現不少學理數據，引用這些科學理論，期能更清楚地描繪出氣的輪廓。

第二章

氣的原理

氣功一詞的由來與辨正

「氣功」這兩個字，除了在晉朝許遜《淨明宗教錄》出現過「氣功闡微」的記載之外，其他道書丹經鮮少出現。四〇年代初期，大陸開始有人在武術、醫療的著作中使用氣功這個字眼，一九三四年杭州祥林醫院出版的《肺癆病特殊療法——氣功療法》，即以「氣功」表示呼吸鍛鍊之術；一九五三年劉貴珍出版了《氣功療法實踐》一書之後，氣功一詞便大肆風行。一九七九年七月，中共國務院召開中國氣功彙報會，始予氣功正式定名，並將養生功、導引、吐納、行氣、修道、坐禪、煉丹等各家各派的功法統稱爲「氣功」。

如此一來，「氣功」變成一個包羅萬象、含糊籠統的名詞。劉貴珍在其書中給氣功下的定義是：「『氣』是代表呼吸的意思；『功』就是不斷地調整呼吸及姿勢的練習。」但是這個解釋並未獲得太多的認同，許多專家都指出這個定義的缺陷，著名的養生家蔣維喬就說：「現在大家講的氣功，就是古代的養生法。」因爲現代氣功既不期望練出武術的威力，也不將之視爲修道的一部分，所有的著眼點僅在健康，無非就是古人所說的「養生法」。

除了名詞上的爭議，有些學者壓根兒就主張氣功無法成爲一門科學，例如大陸精神病學教授李勝先就認爲，氣功是唯心的，是一種自我暗示的身心鍛造方式，毫無形跡可尋，無法建立理論系統。很多人贊同他的說法，要在科學上尋找氣功定義的作法，無非是緣木求魚，徒勞無功。

氣功的定義似乎難下定論。筆者認爲，不如根據道家的「練精化氣，練氣化神，練神還虛」這個修練公式加以檢視，因爲這個公式至少告訴我們：練化會造成改變，而且，精氣神的成分、功能各自不同，精不等於氣，氣也不等於神，既然三者各不相同，就應該分開來稱爲精功、氣功、神功才恰當，否則如何分辨練功的層級？近人將之統稱氣功，是因爲缺乏氣有等級的觀念，如同科學家將腦波分爲α、β……各種等級，因爲各個等級的腦波頻譜不一樣，可見人體接受的能量不只一種，不宜將多種能量統稱爲氣。

曾任中國道教協會會長的陳攖寧在一九五七年寫的書中也主張：「氣功」應專指「練氣之術」，應該與「練炁之術」、「練神之術」區隔開來，但是如此一來，分類又變得非常複雜；不如沿襲古人的說法，把所有的功夫統分爲外功、內功兩大類，凡在身體外部動作的一律稱爲外功，如武術、導引、站樁等，凡在身體內部進行的能量修練一律稱爲內功，如呼吸吐納、行氣守竅、運轉周天等，至於修道、坐禪、瑜伽等等，則可將之歸屬於派別的不同。但是，外功和內功並非獨立不可，反而大都是兩者配合運用的。

歷來的武俠著作和此說法相符，野史、小說裡都稱俠客「內功高手」、「內外兼修」，從未聽過任何一部著作使用「氣功高手」的字眼。

目前，「氣功」這個名詞已經風行全世界，要將它分別改成氣功、精功、炁功、神功確實也相當費事，如果要沿用這個名詞，並將它做爲廣義解釋，或可將氣功定義爲「鍛鍊人身能量的功法」，以有別於外功的定義「鍛鍊人身形體的功法」。「鍛鍊人身能量的功法」這個定義既可含括任何門派的不同，也可統攝全部的練氣階段，任何氣功功法都可以在這個定義中找到定位。

氣是什麼？

氣功的風行，讓一般人對自身體內的「氣」頗感好奇，但是氣究竟是什麼？現在我們就來談談東方與西方各有什麼看法。

自十九世紀中葉起，西方科學家即開始投入超心理學（extra sensory perception, ESP）的研究，尤其在美國杜克大學的萊恩博士（B. Rhine）成立超心理學研究所之後，更在全世界掀起研究特異現象的風氣，但是直到目前，氣功研究也還脫離不了這個範圍。這一類的研究如催眠、轉世、彎曲鐵器、手指識字等，往往只能測知現象，無法得知眞相，研究特異現象還是應該從最基本的成分——「氣」著手。

「氣」的研究，西方科學家行之有年，長久以來大都用aura這個名詞來形容人體周圍放射出來的「光」，後來也有人稱之爲人體能場（human energy systems）。二十世紀初期，德國醫師傅爾（Reinhold Voll）開始探索人體生物電特性的現象，隨後美國耶魯大學、蘇聯喀山大學等著名大學的科學家亦相繼投入人體能場的研究，尤其在克里安照相術（Kirlian photo-graphy）發明之後，人體氣場的顯影觀察，更使此類的研究向前邁進一大步。本迪特（Phoebe D. Bendit）更對人體的氣做了清晰的形象化描述：氣是由互相垂直的能流組成的，就像電場總是與相關的磁場垂直一樣（見圖二—一）；他們還發現人體各部有許多漏斗狀的場漩渦，稱爲chakra，亦即密宗所謂的「丹輪」或道家所稱的「穴道」（見圖二—二）。

環繞人體的靈氣，看起來像一個由組織複雜的發光霧氣構成的卵狀團塊，科學家稱之爲金蛋（the auric egg），西藏喇嘛羅桑倫巴在他的書中也提到這個人體的環形氣場，中國道家則稱這個環形氣場爲「金光護體」，它有保護人身、讓邪魔不敢靠近的作用。此外，科學家也發現，人體的氣看起來是通過丹輪的漩渦進出的，人體發生病變或功能失調時，相應部位的丹輪將出現異常和紊亂，能量也會減弱。人體前後的丹輪大致是成對的，跟中國的陰陽學說符合，這些丹輪還會受情緒和心理狀況影響，而發生色彩及強度的變化。各層丹輪的能量不同，對身心的影響也不同；越往下層的丹輪越與肉體有

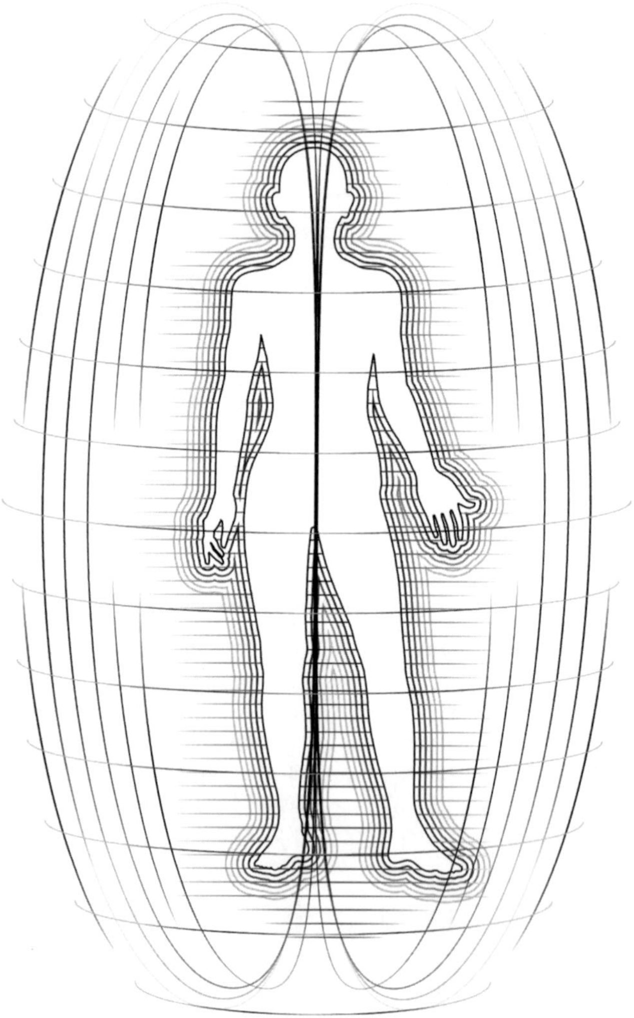

圖 2-1　圍繞人體流動的環形能流

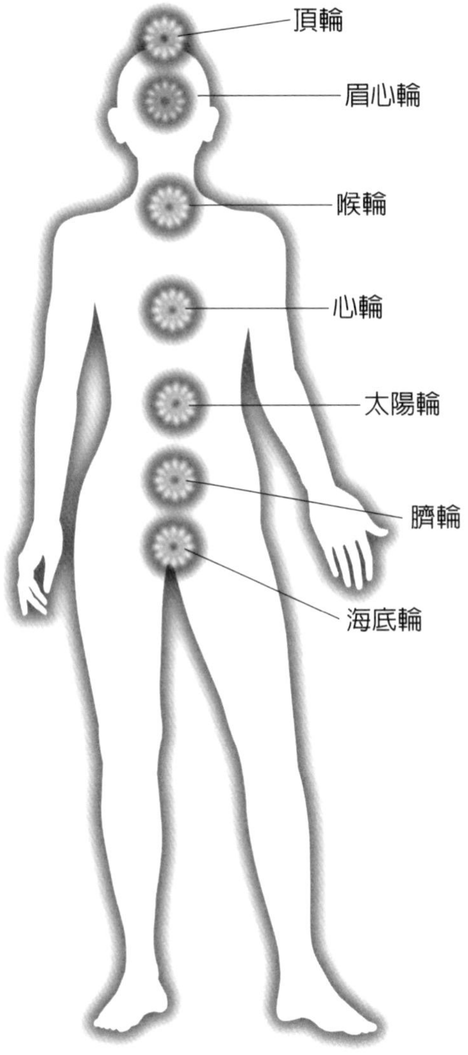

圖 2-2　人身的七個主要丹輪

關，越往上層的丹輪越與性靈有關。

爲什麼丹輪會呈漩渦狀呢？

因爲它一直在旋轉，天地的能量都是不斷圓形運轉的，人體的穴道唯有圓形運轉時才能與天地的能量相應，才能吸收、儲存能量。一個裝滿水的洗碗槽放水時，水在北半球會以順時針方向旋轉，在南半球以逆時針旋轉，出現漩渦，其產生的吸力就會將水往下排出。氣與水的運作原理相同，順時針旋轉是吸，逆時針旋轉即是排。練習氣功時，我們可以用意念將氣以順時針旋轉進入身體，也能以逆時針旋轉將氣排出身體。我們的身體在胎兒、嬰兒時期，身上的許多穴道仍不斷地在旋轉吸氣；我們的頭髮呈漩渦狀，手指頭、腳指頭都有圓形指紋，都是由於這些部位不斷旋轉進氣造成的現象。

以上是科學家用儀器測得人體氣的分布狀況的概括描述。但是，要了解氣的運化機制，還是要從了解氣功的基本原理著手。分析氣功的原理，首先要把練習氣功時必備的幾個元件解釋清楚，在說明的過程中才不致產生語義上的隔閡。

呼吸吐納的三元件

練習氣功最初都是由「呼吸吐納」開始的，也就是先將氣吸入丹田，這個初步功法一共包含了三個元件：一是修練的材料——氣，二是修練的部位——丹田，三是修練的動作——呼吸，若把這三個元件換以工業的眼光來看，氣是原料，丹田是工廠，呼吸是進料過程。這三個元件看似簡單，但能了解其眞正涵義的人並不多，以下我們就來談談中國修道家對氣的看法，並針對呼吸吐納的三個元件加以分析。

先談第一個元件「氣」。

《素問・寶命全形論》：「天地合氣，命之曰人。」指出人是由天地陰陽之氣結合而成的，陰陽之氣是造人的基本質素；戰國時代的名醫扁鵲在他分析醫理的專著《難經》中說：「氣者，人之根本也，根絕則莖葉枯矣。」人靠氣活著，氣對人而言，就像樹的根一樣，根敗了，生命跟著枯萎。這個道理莊子也說過：「人之生，氣之聚也，聚則為生，散則為死。」同樣指出人的生死，是源於氣的聚散作用，這些說法與現代科學「物質是由粒子組成」的理論不謀而合。

氣是人與宇宙共通的質素，東晉的葛洪精通修練養生之術，他在《抱朴子・至理篇》中說：「夫人在氣中，氣在人中，自天地至於萬物，無不須氣以生者也。」被歷朝稱爲神書的《太平經》也說：「元氣乃包裹天地八方，莫不受氣而生。」這兩本書的內容都明白指出，萬物之生存，皆是氣的作用，所以人在氣裡面，氣在人裡面。一個人如果能修到天人相應的境界，就能與天地的氣成爲一體，與宇宙同春。

現代量子物理學家也發現，世界上沒有所謂的「無機物」，因爲任何物質都是由一群運動不休的粒子組成，這些帶有意識的能量粒子，即爲中國古修道家所稱的氣，所以老子說：「有物混成，先天地生。」老子知道，還沒有形成物質之前，宇宙間即充滿了「有物」，《內經》則稱爲「太素」，也就是現代物理學所研究的微小粒子。卡普拉在《現代物理學與東方神祕主義》一書中說：「在中國的哲學中，道的術語隱含著虛而無形、能生萬物的場的觀念，而氣的概念即明確地表達了場的思想。」幾千年前道家發現的道理，與現代物理學研究的內容不謀而合，確實是人類思想史上的一大奇蹟。

中醫的醫理，認爲氣在人體有推動、溫煦、防禦、固攝、氣化等作用，宋・寇宗奭《本草衍義》說：「夫人之生以氣血為本，人之病未有不先傷其氣血者。」中醫認爲「百病皆因氣逆」，是氣血先出了問題，疾病才會跟著來，所以《靈樞・脈度》說：「氣不得無行也，如水之流。」氣跟水一樣，一定要流動，否則就會污濁腐敗；古代的日本人也認爲疾病是因爲氣出了毛病，所以把生病稱爲「病氣」。

幾千年前，《黃帝內經》一書即對氣的生成、運行、生理病理功能做了深入的剖析，說明人體的生理現象、病理變化，均與氣有密切的關係。我們的心臟的功率僅一・七瓦，遠比日光燈的二十瓦小得多，但是心臟爲什麼能夠將血液輸送全身呢？那是因爲「血行脈中，氣行脈外」的緣故，由於血管外壁行氣，心電跳動時，血管外壁的氣與心電諧波共振，因而產生足夠的壓力輸送血液，易言之，氣有推動血液流動的功能，因此中醫看病都是氣血合診。

氣除了跟人體生理有關之外，進一步更能提升我們的意識、智慧。道家經典《黃庭內景經》說：「仙人道士非有神，積精累氣以為真。」修道練氣的用意，就是直接吸收天地間的能量加以積蓄、儲藏，並經過修練讓它產生變化，以增益優化我們的形體和精神，仙人道士都是經由這個過程成就的。

在中國的道書裡面，「氣」的種類非常多：像後天氣、先天氣、陽氣、陰氣、正氣、眞氣、元氣、宗氣、精氣、營衛之氣等等，令人眼花撩亂，很難分辨它們之間究竟有什麼不同。練功的初級功法「呼吸吐納」，是把體外的空氣吸到體內來，所以空氣是修練氣功的最基礎材料，我們要探討氣功，從空氣這個基礎材料著手追索應該最實際、最容易掌握。

有些學科學的人常嘲笑練氣的人，原因是純就生理而言，呼吸時空氣只進到肺部，並無管道通往丹田，所以他們認爲練功時「氣到丹田」根本是胡說八道；也有人認爲氣無形無質，要把氣存在人身這個皮囊裡而不讓它跑掉，是不可能的事；還有人練功直接從靜坐入手，雖然坐久得炁，但在進入氣功態時發現，一動心氣就消失不見，因此斷定氣不是用「練」的，認爲氣是不能用意志控制的。這些觀點，都是以一般常識來推斷氣的原理，以致產生許多誤解。

氣的基本元素

大部分人的觀念都認爲氣功的「氣」只有一種，其實氣依頻譜的不同分爲許多等級，我們這裡要談的，是練習呼吸吐納時，由鼻子從外界吸進丹田的氣，這是練氣的最原始材料。

道家通常把氣粗分爲「先天氣」、「後天氣」兩大類，清代黃元吉曾於道光、咸豐年間在四川傳授養生術，門人將其講稿整理成《樂育堂語錄》一書，剖析練氣原理深入淺出，頗値得參考，他對後天氣的解釋爲：「何謂後天氣？即人口鼻呼吸有形之氣。」所謂的「有形之氣」就是一般人練呼吸吐納時吸進身體的空氣，在中國道家的修練過程中，藉著呼吸將氣吸進身體的動作稱爲「服氣」。空氣的成分，可利用科學方式觀察的有氫、氧、氮、二氧化碳……，以及水蒸氣、微生物、塵埃，還有號稱空氣維他命的「空氣離子」等元素；這些有形有質的氣體吸進身體之後僅停留在肺部，並沒有管道進入丹田。

那麼，進入丹田的到底是什麼東西呢？

現在，我們就來分析丹田裡的氣包括哪些成分。我認爲，練氣的初期，丹田裡至少應該有下列三種成分的氣：

(一)除了吞嚥食物時混入的一些空氣之外，食物進入大小腸之後開始腐化，其營養爲我們身體所吸收，但腐化的過程會產生一些廢氣，古人稱之爲「五穀腥腐」，現代醫學家認爲這是人體自體中毒的最主要來源。

(二)動植物本來是有生命的，生物都有生物能，它也是另一形式的氣。我們消化動植物，同時也吸收了它們的生物能。

(三)練習呼吸吐納吸氣時，由外界進入丹田的某種成分的「氣」。

這三種氣，前面兩種很容易明白，應無疑義，但第三種就很值得我們研究了。《樂育堂語錄》把後天氣也稱作「凡氣」，亦即凡人呼吸之氣，但是，凡氣的成分究竟是什麼呢？

呼吸吐納時吸到丹田的「氣」爲一種含有火氣及動能的粒子，古修道家稱之爲「元陽」。元陽以及本書即將提到的諸多氣的種類，都是尚未合成物質之前的宇宙原始能量，在本書裡還無法就其成分在物理、化學特性上加以分析，不過，我們應該抱持一個觀念：科學尚未發現的東西，不一定不存在，有很多元素也是隨著時代的進步逐漸發現的。因此書中僅能提出它的發生過程和現象，至於詳細的科學數據，只好留待科學家進一步研究。

元陽是一種能量，因此，人身雖沒有管道直通丹田，但是我們可以用心將這種能量穿透身體帶入丹田。至於心爲什麼能將元陽帶往丹田，我們留待下一章說明。

因爲修道家避談初級功法，所以「元陽」這個練氣的初級材料甚少在道書中出現，在有限的資料中，我們看到《樂育堂語錄》一書中說：「學者下手之初，必要先將此心放得活活潑潑……，始能內伏一身之鉛汞，外盜天地之元陽。」這句話即說明了練氣之初必須用心意去降伏體內的氣，並且盜取天地間的「元陽」；此外，內丹學寶典《性命圭旨》也說：「煉精者，煉元精，抽坎中之元陽也。」這裡所說的「坎」是指丹田部位，練精是取用丹田中所儲存的「元陽」爲材料。經由呼吸吐納吸進來的是後天氣，根據上兩位前輩話中的涵義得知，我們吸到丹田的後天氣的成分即是元陽，這就是練精的材料。

至於「元陽」的成分究竟是什麼呢？陽主動、主火，根據它的物質特性判斷就比較容易明白：裝一碗水放在通風的地方，它會慢慢蒸發乾涸；將洗過的衣服，晾在通風的地方比較容易乾；吃橘子時把剝下的橘皮放在室外吹風，沒幾天就成了陳皮，這是什麼道理？道家認這是因爲空氣中含有火氣的緣故。

元朝的修道家俞琰說：「若無藥而行火候，則虛陽上攻，適是自焚其身也。」意指練氣初期，如果沒有調和陰陽的比例，吸了太多的元陽到丹田，沒有與元陰取得平衡，就會成爲虛陽，火氣就會上升，等於引火燒身。清代伍柳派之一的柳華陽在《金仙論證》也說：「升提太重則為邪火。」說明漫無止境的吸氣入丹田，將會變成一股難以控制的「邪火」，所以練氣不得當，也會帶來麻煩。經由這些修道前輩的描述，我們對吸入丹田的後天氣——元陽——的性質應有初步的認識。

在【氣功留言板】裡面，網友最常問的問題是：爲什麼練呼吸吐納一段時間之後，嘴巴破了、臉上痘痘猛冒、口乾口臭、全身燥熱難耐？

練氣的人有個共同的經驗，就是長期將氣帶入丹田，丹田就會發熱。丹田發熱的初期，只覺得全身比較暖和，非常舒服；但練功日久，或練得太勤，慢慢就會感覺身體開始「上火」，這就是元陽累積太多產生的現象。所謂上火，就是火氣浮動上升，空氣加熱會膨脹，氣的性質本就輕而上浮，何況是火氣？舉例而言，氣船重達數百公斤，就是利用熱氣將它推上天空的。練習紮馬步的人，馬步站久了腿部常有似火在燒的感覺，即是大量元陽貫注腿部的現象。

丹田中的元陽累積到一個程度之後，會形成一個火氣團，開始不受控制，會離開丹田而上升，在身體中到處亂竄，有人練功被氣團纏身就是這個原因。所以古人說：「養氣如養虎。」養虎足以爲患，元陽跟老虎一樣，小老虎很可愛，養大反而會傷人，瑜伽史料記載，自古以來被氣所傷的瑜伽行者不乏其人。北宋張伯端著的《悟眞篇》，後世將之與《周易參同契》並稱道家二大經典，他在書中也說：「受氣之初容易得，抽添運火卻防危。」也是教人在吸入後天氣時，要懂得「抽添」謹慎調節火候，以免發生危險。

一般人如果自學練氣，普遍會碰到上火的問題，五〇年代中國道教協會祕書長陳攖寧即發表《爲止火問題答覆諸道友》來討論這個問題，教我們如何控制火候。因此之故，我們練習呼吸吐納，除非練武，否則不能漫無止境的吸氣，而且形成火氣團之後還要想辦法讓它留在丹田、穩在丹田不浮散，然後練之化之，將它變成安全穩定的成分。

古時候的修道家，有些人強調「先天氣」可用，「後天氣」不可用，皆因後天氣難以控制，要鍛鍊後天氣讓它乖乖聽話頗費功夫，而且相當辛苦。但也有少部分丹家主張不可缺少後天氣，認爲後天氣不但可用，而且還是必用的，如《難經》即明示後天氣入丹田之後，成爲十二經脈、五臟六腑之本源，缺少了後天氣，經脈、五臟就缺少灌溉；《太清調氣經》專論調氣功法，書中也介紹了許多「服氣」治病之法，所以治病也少不了後天氣。

明代伍沖虛在《天仙正理直論》一書中，對於先天氣、後天氣二者之間的關係有頗爲詳細的解析，他認爲練氣求長生，無非一個「炁」字，而練炁必須先天氣、後天氣併用，不用後天氣則無法烹煉，所以要「用後天之真呼吸，尋得真人呼吸處」。所謂的眞呼吸，是要將呼吸之氣轉化，與凡夫口鼻之呼吸不同。

金代道教全眞派創始人王重陽女弟子孫不二的《孫不二女功內丹次第詩註》也說：「當採取先天氣時，須藉後天氣以為樞紐。」其言論即在說明練氣必須以後天氣做爲根本，才能接通先天氣，而且後天氣也是運行經脈、治病強身的必備之氣，是用來維持生命的氣。其他如明代陽道生、清代黃元吉也都主張先天氣來自後天氣，對此也都各有論述。總之，我們練習氣功的第一步，是利用呼吸吐納將氣吸入丹田，這時進入丹田的氣，其成分即是帶有火氣、動能的元陽。

師父曾交代我們，在打雷時不要練功，因爲會吸引雷電，有遭受雷擊的可能。在雷雨交加的天氣，即使不練功，也會覺得氣感特別強，可見練功初期身體所採的氣好像高壓電，與雷電的成分極爲相似。我猜測，打雷的現象也許就是空中元陽大量聚集的緣故，發電機所產生的電流應該也是因線圈及磁鐵的作用吸取空氣中的元陽，因爲這些作用都屬於剛猛的火電。我認識許多在電機室工作的朋友，他們大部分都生女兒，是否因爲空氣中的元陽被電機吸走的緣故，這也是值得研究的現象。

科學家眼中的氣

以上是以中國道家的觀點分析丹田中氣的基本元素，至於在西方科學家眼中，氣的內容到底為何？現在我們將數十年來科學家所做的研究結果簡要臚列出來，以資比較驗證。經過全世界許許多多學術單位的研究，科學家們以各式各樣的儀器加以檢測，在物理、生理、數學上發現不少有關於氣的基本分析。截至目前為止，科學家的研究成果綜合起來大約可以分為下列幾項：

■物理效應方面：

㈠紅外輻射效應：上海原子核研究所曾做過一個實驗，發現氣功師所發的氣含有一種「受低頻漲落調制的紅外輻射」，但其能量功率只有十分之幾微瓦（μm），遠不及理療用紅外輻射幾十瓦到幾百瓦的能量功率，但氣功師發功的能量雖低，治病效果卻遠超過理療儀器。

㈡低頻磁場效應：北京工業學院測出氣功師的發功部位有一·二五～四高斯的磁場強度，而且氣功師在發出磁場信息時，常伴隨一些特異現象，例如頭部可經得起鋼條猛擊，針刺不痛、不出血，亦即能使本身及他人麻醉。

㈢次聲效應：次聲波（infrasonic wave）是低於十六赫茲、人耳聽不到的聲波，可傳千里之遠。中國徐州醫學院測出氣功師的穴位能發出頻率在九～十赫茲之間的次聲波。

(四)靜電效應：一般生物組織不顯示電特性，但實驗測出氣功師的穴位有靜電效應。

(五)液晶效應：人體細胞膜具有液晶結構。大陸清華大學在一九八三年實驗，氣功師對著液晶發功時，可以改變液晶的雙折射發生不同的變化，改變液晶中的分子排列，據此推演，氣功有可能影響細胞內外物質和能量的運輸過程。

■生理效應方面：

(一)腦波：氣功能使腦部 α 波有序化增強，令大腦功能處於全腦共振的狀態，使人可能可以主動控制內部器官。

(二)新陳代謝：根據美國哈佛大學的測試，練氣功時耗氧率下降百分之十六，二氧化碳排出量降低百分之十四．六，心跳率每分鐘平均減少五次，心血輸出量降低百分之二十五，乳酸濃度下降百分之二十六，顯示練習氣功能減緩新陳代謝，降低人體能量消耗。

(三)皮膚電：練功者皮膚電阻值遠高於一般人，顯示練功者自律神經穩定性較高。

(四)體溫：上海第六人民醫院測試，練功者可使體溫上升，也可使體溫下降。

(五)血液循環：在練功狀態下，心率每分鐘減少約五次，但意守部位血流量明顯增加，顯示氣功師可以按照自己的意念，使身體各部分的血流量發生重新分配；另外的測試得知，練功也能使膽汁、腎上腺素的分泌量增加。

(六)生化參數：練功可以改變血液的酸鹼值、降低血漿皮激素濃度，能夠延緩老化，增強免疫力。

(七)人體能量：德國物理學家舒曼（W. O. Schumann）認爲地表與天空電層之間的球形蒼穹之處，相當於電學上所謂的空穴諧振器，其諧振頻率約在八～十赫茲之間，稱爲「舒曼波」，氣功師發功時腦波維持在十赫茲以下，能與之發生諧振，有人認爲舒曼波就是「先天氣」。日本東京大學笠松章與平井富雄兩位博士也做了一項實驗，發現禪定中的僧人，十赫茲左右的 α 波會頻繁出現，超覺靜坐法（Transcendental Meditation, TM）則將之稱爲除了「清醒意識、做夢意識、睡眠意識」等三種意識之外的「第四意識」。

■醫療效應方面：

(一)癌症：北京的一個療養院教授病人練氣功治療癌症，有效率高達百分之八十九，根據許多研究單位的實驗，證實氣功可以抑制、破壞癌細胞的生長，台灣榮民總醫院也做過同類的實驗，證實氣功師所發的氣可以破壞癌細胞。

(二)免疫：經實驗證實，氣功可使細菌的菌體腫脹、破裂及溶解，抑制細菌的生長。因此，經常進入氣功態可將免疫力發揮到極致。

(三)慢性病：各醫院採用氣功療法，證實氣功對治療高血壓、血栓閉塞性血管炎、胃潰瘍、癱瘓等慢性病有顯著效果，這方面的實驗報告多得不可勝數。

氣功除了人體實驗之外，也有利用儀器發出的氣來治病的，稱爲磁波治療法。波長越短的磁波對細胞的破壞越強，如X光、γ線（治癌用），一般磁波波長約在三千到六千公尺之間，但日本藤山常一發明的磁波放射器波長可達六百萬公尺，在這些磁波照射之下，可增加全身細胞活力，增加血球生命力，促進荷爾蒙分泌，並可調正神經機能。

由上述的說明得知，長久以來科學界的氣功研究報告已堆積如山，氣功在物理、生理、醫學上的一些效應，幾乎已完成了全面性的檢測及實驗，尤其在氣功治病的範疇更投入大量的人力物力，其效果也獲得大多數人的肯定。

近代科學研究氣功的歷史將近一百年了，現在我們應該讓氣功走出實驗室，勇敢的步入實踐的階段，科學家和醫學家的研究方向應由「氣功是什麼？」改爲「如何練氣功？」我認爲，目前人類最需要的書有兩本：一本是「初階氣功原理」，另一本是「初階氣功功法」。所謂初階氣功，指的是氣功前半段的功法，其功法內容關乎增進健康、延長壽命，這是人類急待解決的問題；至於高階氣功，指的是氣功後半段的功法，其功法內容屬於修神修性，還包括目前科學家熱中研究的特異功能，這些暫且擺在一邊可也，其實，氣功修好了前半段，後半段自然水到渠成。

丹田的正確位置

談完了練氣的原料之後，我們再來談第二個元件——丹田這個工廠。每個人都知道練氣功要「氣到丹田」，但是丹田的正確位置在哪裡？丹田的功能爲何？氣入丹田之後要怎麼練？這些都是練氣功必先明白的知識。

《難經・六十六難》云：「丹田者，人之根本也。」又說：「臍下動氣者，人之生命也。」臍下就是指丹田，丹田是生命的大本營，是氣的工廠和倉庫，是人體全身「氣」的營運供應中心，是人類賴以活命、維持健康的最重要部位。人身有兩大循環系統：一是血，一是氣，在血的方面，心臟可以稱爲血海，所有大血管的源頭都在心臟，由此將血液送往全身；在氣的方面，丹田所處的位置又稱爲氣海，所有的經脈直接、間接都與丹田有關，氣由丹田送往全身，換句話說，心臟是血的幫浦，丹田則是氣的幫浦。

呼吸吐納時吸氣到丹田，雖是練習氣功的基礎功法，但是，人只要活著的一天，身體就不能缺少氣的供應，不論功夫練到什麼境界，照樣還是要練丹田，丹田氣的補充與儲存是一輩子不能停止的，否則人體便無法運作。如果老師父光練神炁，不練丹田精氣，照樣會生病，而且也不能活得很長壽。

但是，丹田的位置自古以來就有很多爭議，有人說在臍下一寸三分，有人說在臍內一寸三分，還有人說在心窩太陽神經叢，眾說紛紜莫衷一是。到底丹田的正確位置在哪裡呢？首先依語義來看，不論是臍下一寸三分或是臍內一寸三分，它指的是一個點，而不是指一整片。我們意守丹田時，守的是距離肚臍下一寸三分的那個點，這跟武術家所練的「丹田氣」不一樣，武術家在丹田練成精、炁合一的混元氣，混元氣是一種「游動的磁場團塊」，它已經不是一點，而是一片。在心息相依的作用下，它與體外的能量隨時保持聯繫，而且可以任意指揮，這才是眞正的「丹田氣」。因此，靜坐只是意守關元，練丹田氣才是眞正的意守丹田。道家守竅必須靜心，但是武術家守丹田氣只要分點心就能掌控，所以行住坐臥都可以練，甚至在動武、運動之間都可隨時補充丹田中的能量。

要談丹田，首先要把「丹」和「田」分開來解釋比較容易明白。以中文文義而言，「丹」字引申爲「丸狀之物」，「田」字引申爲「塊狀之物」，稻田、麥田意指田中有稻、麥，丹田則意指田中有丹。宇宙萬物皆可用幾何圖形來說明，萬物起源於八卦的變化，八卦就是萬物構造的幾何圖形。人爲天地所生，那麼，人在天地間的定位在哪裡？若以坐標圖來看，從天上拉一條直線穿過我們的頭頂進入地裡，這是縱坐標；再拉一條橫線從我們身體中間穿過，因爲肚臍是人身橫切面的中點，故以這條線做爲橫坐標，縱坐標、橫坐標必定在肚臍裡面的一點交會，而這一點即爲人在天地間的定位。

古代朝鮮醫學家許浚在其醫學鉅著《東醫寶鑑》中指出：「臍者，齊也，言其上下齊，身之半，正謂之臍中也。」人身縱坐標與橫坐標的交會點正好在我們肚臍裡面（不是下面）的一寸三分之處，也就是在人身坐標等於零的地方。以科學的角度而言，坐標爲零表示不會消耗能量，就像是一個黑洞，可以無限吸收、儲存能量，內聚成爲一個能量中心，因此道家所稱的「丹」就是指這個地方，老子講的「不如守中」，守的也是這個地方。（圖二—三）

我們在十字坐標的四周各一寸三分之處再用個方形把它框住，它就成爲一個「田」字了，這個田字的上半部叫上丹田，下半部叫下丹田，也叫上氣海及下氣海。但是丹田是立體的，縱剖面是田，橫剖面也是田，而中脈剛好通過田的中心點，上通靈台接天，下通陰竅接地。以橫剖面來說，十字與口字接觸的四個點，分別爲任脈、督脈、左脈、右脈通過的地方。我們練功常說的氣沉丹田，其實是氣沉下丹田；至於肚臍往下一寸三分的那一點叫做「關元穴」，一般人所說的「意守丹田」，其實守的是關元穴，因爲守竅都是守點，不是守整片，桓譚所著的《仙賦》一書就談到「積氣關元」的理論。

此外，《道樞・太清養生下篇》一書說：「身有丹田者三，腦者，上丹田也；心者，中丹田也；氣海者，下丹田也。」大部分的修道家也採取這種說法，這三個丹田區所練的功夫層次各自不同，不過，在本書內容所說的丹田，指的都是下丹田、氣海、關

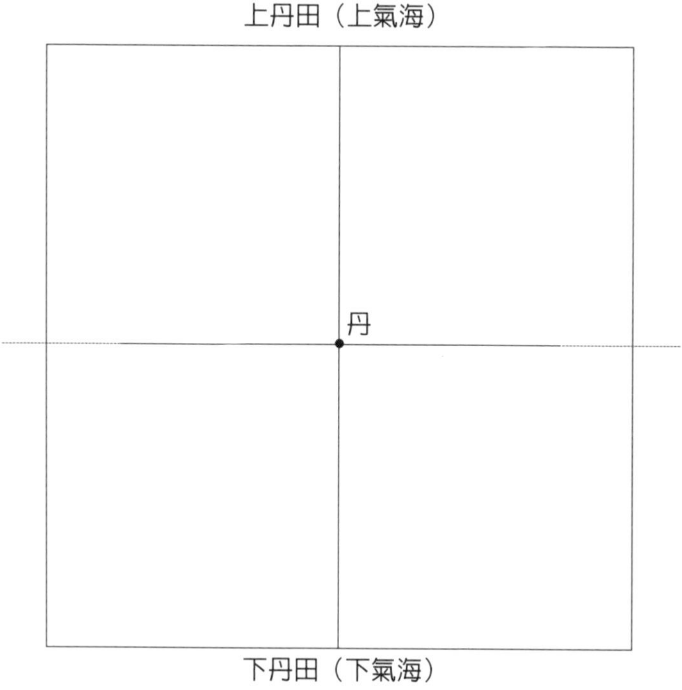

圖2-3　丹田結構圖

元。

要認定一個修道家命功修得如何，最主要就是看他的丹田氣練得好不好，從外觀來看，有兩個簡單的方式可資判別：(一)視其皮膚有沒有光澤，如果皮膚灰暗無光、沒有彈性，就顯示氣的供應不足。(二)是否身輕如燕，如果身體笨重不靈活，同樣是因爲氣不夠充足。此外，「氣爲血之帥，血爲氣之母」，氣行則血行，氣與血是相互依存、相互爲用的，丹田氣練得好，氣、血能在丹田裡交融，血就會變得潔淨、活潑，表現在外表的就是皮膚光滑紅潤，很少雜色斑點，修道家得以「童顏鶴髮」，即因氣血通暢使得形體常保年輕。

古人說：「氣血瘀阻，病由之生，氣血通則病自癒。」氣、血是健康的兩大要件，人會生病都是氣血出了問題，現代醫學如果僅在血的方面下功夫，而忽略了氣的診斷，對健康的掌握等於缺少了一半的條件。

丹田爲「諸經之會」，十二正經脈和奇經八脈均直接或間接會合於此。在人身的經脈裡面，十二經脈管理人身磁場，而奇經八脈則接通天地能量，奇經八脈有調節、支應十二經脈的作用，十二經脈像河流，奇經八脈像湖海。奇經八脈的運作中心在丹田，十二經脈與丹田的關係則是間接的。奇經八脈又分通經八脈及通氣八脈，經脈和氣脈是不同的，各自走的路線不一樣，功能也不一樣。

丹田是氣的幫浦，氣聚丹田，氣隨時可以供輸全身，爲臟腑經絡、四肢百骸所用。除了建立丹田氣之外，同等重要的另一項工作是打通經脈，經脈即是行氣的通道，就像我們要開發一個城市，首要之務就是要建設四通八達的交通網路一樣，必須有寬廣的道路輸送物資、運走垃圾。古書記載，人體有八脈十二經及三萬六千細絡，運輸網路相當複雜。

科學家發現，腹壓夠，內臟就比較不會發炎，這就是因爲丹田裡的清氣透過經脈流經內臟，能把內臟的熱氣、濁氣清除出來，達成排濁納清的效果，這是長壽健康的關鍵。除了丹田之外，布滿人身各處的穴道也是練功的重要據點，穴道是人體氣血、能量的匯流處，也是人體與外界能量溝通的出入口，成人的穴道大都已經退化，必須練之守之才能使其活化。但是，打開一個穴道等於在身上開了一家店面，細心經營固可吸能賺錢，疏於照顧也會流失一些成本，而且，穴道過久不練又會封閉失效。

呼吸吐納的要領

經由上述說明，我們可以明白氣爲原料，丹田爲工廠，接下來就要談第三元件呼吸吐納——如何將原料送進工廠？

不論是學太極拳、瑜伽或靜坐，師父都會教你呼吸吐納，但是，你練的呼吸吐納方法到底正不正確？吐納是有要領的，吐納並不等於我們平常的呼吸，吐納即是「吐故納新」，不但要吐出濁氣，還要納進清氣。

目前的氣功界，練習呼吸吐納的方式五花八門，有自然呼吸法、胸式呼吸法、腹式呼吸法等等，腹式呼吸還分吸氣凸腹的順呼吸，以及吸氣凹腹的逆呼吸。練習呼吸吐納的主要用意在「氣到丹田」，要達成這個目的，吸氣時因爲能量進入丹田，小腹自然就會凸出，這才是正確的呼吸吐納方法。採用胸式呼吸時氣並沒有進入丹田，而逆呼吸法初練時雖然感覺比較快、比較強，但這是丹田前後陰陽穴道電能相接所產生的效應，算是一種抄捷徑的功法，未能達到「氣壯丹田」的目的，無法建構強固的丹田氣，因此，練氣最好還是遵循正統功法。

練習呼吸吐納時，一般的師父都會教我們「眼觀鼻、鼻觀心、心觀丹田」，因為要把空氣中的元陽帶入丹田，練功初期不容易找到行氣的路徑，所以我們在任脈上先設點，眼觀鼻、鼻觀心、心觀丹田，這眼、鼻、心、丹田就是點，因為「觀」要用心，經常用心依照順序去觀這四個點，久而久之便在任脈上串成一條線，變成「氣」習慣通行的一條道路。科學家也發現，長期練習呼吸吐納的人，在身體前面中線會形成一條「興奮帶」，它會形成一條由上而下通往丹田的「氣路」，這個興奮帶的電位明顯高於其他部位的皮膚，其原因是這條通路上經常有氣通過，附近的細胞不斷充電的緣故。而且，由於我們重複使用同一神經迴路，迴路中的細胞就會建立更多更強的聯繫。

換句話說，練氣初期，氣並不認得通往丹田的道路，因此要以心當領隊帶著氣往下走，練氣初期，心不能走太快，以免氣跟不上，等到氣熟悉路徑之後，速度就可以逐漸加快，一直練到「心息相依」的程度之後，以平常的速度呼吸，不必再經由心的帶領，氣都會循著路徑直接進入丹田。笛卡兒說：「我思故我在。」心是生命存在的焦點，心是後天識神，後天管後天，所以心能夠主宰後天氣。以道家的觀點，心為陰神，陰能吸陽，因此心可以引進後天氣之中的元陽進入人體。

「達摩西來一字無，全憑心意練功夫」，有一個很重要的觀念要特別說明，這裡的「心」不是指「循環血液的臟器」，而是指一個「可以任意游動的能量團」。我們可以將我們的心停在身體的任何一處，甚至可以將心停在體外，龍門派就有一個功法須將心守在身前二、三尺之處；中國人形容一個人心繫所愛，有句俗話說「心跟人家跑了」，所以顯得魂不守舍。

心屬火，凡是心專注之處，都是火力所到之處。我們可以做個實驗：你收束心神，專注手掌心，過不了一會兒，手掌心就會發紅、發熱、發麻，甚至跳躍，這就是心到火到的緣故，練氣初期的基本原理，即在用心驅動、役使能量。

心火還分文火、武火兩種，《金仙證論》說：「微緩謂之文火，緊重謂之武火。」武火的火力強，文火的火力弱，用武火聚氣稱為「武煉」，用文火溫養稱為「文烹」。《樂育堂語錄》說：「火候文武，只有意無意之分焉耳。」用心專守則火氣很強；若有若無的意守火氣則較溫和，練氣必須依照需要調整火候，「用意太緊則火燥，用意太緩則火寒」，不能有絲毫差錯。基本上，練氣化精時用心，用心即武火；練精化炁時用意，用意即文火。認眞分析起來，用心才有火，用意根本沒有火，用意時操作的是磁電能量，易言之，武火為火，文火非火，只是在守竅時，在調息當中有時候還是會吸取些許火氣進入身體。

心和腦，誰在當家作主？

每個人都曾有過這樣的經驗：一個老朋友迎面走過，我們卻沒有認出他；一個人面對面跟我們講話，我們卻「有聽沒有到」，這種「視而不見」、「聽而不聞」的情形，古人稱之為「心不在焉」。換句話說，當一個人的心專注在別的事情時，就會對面前的影像及聲音視若無睹、聽若罔聞，所以要用心看、用心聽，我們的眼睛、耳朵才會起作用，這就表示我們的五官是由心掌控的。我們的思想也一樣，哀莫大於心死，一個人傷心到極點時，你說什麼他都沒反應。

現代科學家發現人類的腦子表面長滿了億萬個突觸，這些突觸就是思想的檔案，但是它必須經過某種方式的啓動，才會開始思想的運作，就像一部電腦，必須我們鍵入指令才會執行一樣。一九六三年諾貝爾醫學獎得主大腦專家埃哥斯（John Eccles）致力研究中央神經系統突觸神經的傳輸現象，他指出：大腦中有一部分基因主宰思維，構成基因的密碼卻由一股無形的力量指示運作；在兩千多年前，亞里斯多德就曾提出過一個問題：「心靈如何與身體接觸？」他在找尋的即是意識如何控制身體的答案；一九七二年諾貝爾醫學獎得主艾德曼（Gerald M. Edelman）在《先有心靈？還是先有物質？》一書中也提出一個疑問：「腦部思想的啓動到底是誰在當家作主？」科學家一直在尋找這隻「啓動思想的小手」，但截至目前爲止尚無答案。

中國人五千年來，雖然偶而會有「主腦說」的理論出現，但大多數人還是主張「心爲思之官」，這一點管仲說得最明白，他說：「心也者，智之舍也。」心是出智慧、想主意的器官，中國人慣常說「用心想」，很少說「用腦想」，原因是心不在的時候，腦子根本是一片空白。我認爲，這就是科學家急於尋找的答案：心動了，頭腦才開始想，換句話說，頭腦是一個電腦資料庫，而心就是「操作人腦的那隻小手」。天眼已經開啓的人，可以看到人在思考時，有一條能量線將心和腦連在一起，同時，思想能夠左右腦波的變化，一個人動了不同的情緒，在頭頂上可以看到不同的能量色彩。

關於心到火到的原理，科學家也用儀器測知，只要心念達到的部位就會產生電流。一個人用腦過度，常會感到頭痛，長期以往甚至會變成神經衰弱，就是因爲心火長時間停留在腦部，造成頭腦思考過度的緣故。換句話說，我們思考時，有一條無形的電線把心和頭腦連接在一起，白天操心太多，晚上就可能失眠，也是因爲這條心腦連線沒有拔掉，等於頭腦沒有關機的緣故。

練習呼吸吐納，目的在用心將空氣中的元陽帶入丹田，爲我們身體所用。如果我們把任脈比喻爲鐵軌，心就是駛在鐵軌上的火車，氣就是火車上所載的貨物，而丹輪就是鐵道沿線的大車站。所以我們吸氣時，氣一吸進鼻腔，我們的心就要帶領著氣順著任脈緩緩前進，一直帶到丹田爲止；心一離開，氣就散於無形。因此，練氣的心法是：「息至心不守不開竅，心守息不至不開竅；心息雙至才開竅，心息雙至但任其出入也不開竅。」意思是說心和氣不能分開，因爲氣是開竅的能量，但必須由心指定目標去守竅，才能將竅打開，而且不能「任其出入」，意指守竅要專心、恆久。呼吸吐納必須經過長期的練習，以求達到心息相依的地步。積氣生精，丹田守久了，經過透射的作用開竅通氣，可以逐漸布達五臟六腑、四肢百骸；就像在密室裡點一炷香一樣，如果香火不絕，久而久之，香氣籠罩滿室。

道家認爲經常動心對健康不利，因爲動心就是在用火，《性命法訣明指》說：「心在五行屬火，遇土而焦，遇水而耗，遇金而化，遇木而災，處處皆蒙其害。」喜、怒、悲、憂、驚等情緒都與五臟有關，依據五臟所屬的五行，心動到哪裡，火就燒到哪裡，因而傷害五臟，所以，心還是保持清淨一些比較好。

勞力會累，同樣的「勞心」也會累，聽講、看書、想事情都是在勞心，初期練功、守竅也是在勞心，大部分人在練呼吸吐納之後會感覺很疲倦，這是正常的現象，不必擔心。而且練習氣功有高潮和低潮，有時覺得氣很強，有時候察覺不到氣的存在，就像漲潮和退潮一樣；在練功的過程中，氣的消長會有週期性的潮汐波動，這也是正常的現象。

道家練氣公式的探討

經過以上的說明，我們明白了練氣的三個基本元件——材料、部位、呼吸的要領之後，就可以開始練功了，但是練功的正確步驟到底爲何呢？

《正統道藏》是中國道書的總匯集，是歷經唐、宋、金、明四代帝王組織編纂起來的，可謂卷軼浩繁，工程鉅大。但在這五千四百八十二卷的道書裡面，似乎沒有任何修道家對「練精化氣，練氣化神，練神還虛」這個道家練氣公式提出異議，頂多有人主張從前半段修起，有人主張從後半段修起罷了。

既然修道家都認同這個公式，那麼，現代人在練習氣功時，是否都依照公式的步驟進行呢？未必，爲什麼？現在我們就先來檢驗這個公式：一般練氣功都是從呼吸吐納著手，也就是做吸氣、吐氣的動作，那麼，練「氣」應該是功法的第一步，但是這個公式第一個步驟就是「練精化氣」，不免令人感到非常納悶——「精」是什麼？「練精」該怎麼個練法？一開始就令人如墜入五里霧中，有些人讀了很多道書，還是無法明白這個問題。中國的道書有一個通病，就是故意不提入門功法，不知道是不是害怕大家都來修道，士農工商就要開天窗了？

其實，現代人所練的氣功，包括導引、瑜伽、靜坐在內，所用的呼吸吐納方法，都還不包括在「練精化氣，練氣化神，練神還虛」這個公式的範圍之內，因爲我們連「精」這個材料都還沒有得到，如何一開始就練精？

要分析道家的練氣公式，必須先認識「精」是什麼，先弄清楚基本材料的性質，才有辦法了解其練化機制。《素問・金匱眞言論篇》說：「夫精者，身之本也。」《內經》指出精是構成身體的基本元素，我們身體狀況好的時候說是「精力充沛」，身體狀況差的時候說是「精疲力盡」，表示「精」可增可減，是一種可補充、也會消耗的元素，「精力」成爲一個常用的詞，表示精足才有力，力是由精供應的。

我們平常吃的動植物，除了含有一般的營養素如蛋白質、脂肪、維生素、礦物質……之外，我們也會吸收存在動植物之中的一些能量，這叫做「食補」；當我們生病、身體虛弱時，常選擇用特定的藥材來補充我們的元氣和體力，這些藥材含有的能量比一般食物強，能給我們的身體較大的幫助，這叫做「藥補」。動植物以及藥材的能量，應該就是我們所說的「生物能」，人體本身也有生物能，人體的生物能減耗時，可以藉吸收動植物、藥材的生物能來增強，恢復我們的體力和精神，依此判斷，「精」的成分應該最接近生物能，也就是《內經》所謂的營衛之氣。

《素問．經脈別論》：「食入於胃……淫精於脈；飲入於胃，游溢精氣。」我們將食物吃進消化系統之後，動植物的精氣（亦即生物能），可以進入我們的經脈中游動，能補養我們的臟腑和經絡。由於生物能會流失，所以食物越新鮮越好，經過長途運送，或精製、過度烹調的食品，能量已所剩無幾，現代流行的生機飲食其作用即在避免食物能量的耗減。

此外，人在年輕時，吸收食物精氣的功能較強，隨著年紀增長，細胞逐漸老化，吸收功能越來越差。《悟眞篇》說：「竹破須將竹補。」補益精氣最好的材料不是食補，也不是藥補，而是經由我們自身練化出來的精氣，因爲這是純粹同類之物，補起來最OK，因此經常鍛鍊精氣、補充精氣，才能維持年輕健康。

如果精是生物能，那麼，「練精化氣」的「氣」到底又是什麼呢？如果我們把氣定義爲空氣的「氣」，練精之後「精」會產生變化，但是，再怎麼變也不可能又變回我們最初吸進來的「氣」吧？比方說，麥子是原物料，加工之後變成麵粉，再將麵粉加工之後做成麵包，但是麵粉、麵包加工後絕不會再變回原來的麥子。同樣的道理，練氣由呼吸後天氣開始，「氣」就等於麥子，是我們採自體外的原物料，練「精」之後它又變回原來空氣的氣，焉有此理？因此，練精化氣的「氣」，在用字上有疑義。

既然呼吸吐納是將體外的空氣吸進丹田，因此練功的第一個步驟應該是「練氣」才對，正確的練氣步驟應該是：吸氣到丹田之後，先把它練成「精」，精足之後，再把它練成先天氣，再進一步將先天氣練成神，神最後與天相應而返回宇宙本體，也叫做還虛。修練的整個過程，其材料成分的變化是後天氣→精→先天氣→神。唐代崔希范《入藥鏡》云：「先天炁，後天氣，得之者，常似醉。」先天氣應該寫做「炁」，後天氣才寫做「氣」，也唯有如此才能辨別後天氣與先天氣的不同。

「炁」這個字在古代與「氣」通用，而且同音，也許自古以來有許多人都把它混淆了。因此，正確的道家練氣公式應該是「練氣化精，練精化炁，練炁化神，練神還虛」，《性命圭旨》明白寫著「練精化炁」；龍門派代代相傳的心法文字也都寫做「練精化炁，練炁化神」。以往在道書上看到的都是從練精化炁開始，我進入梅花門練功之後，才知道前面還有一句「練氣化精」。此外，一般的偈都有四句，原先道家公式為「練精化炁，練炁化神，練神還虛」，慣常在練神還虛後面還接上一句「練虛合道」，我認為這是後人狗尾續貂之作，因為「虛」即是無生無滅、無古無今的宇宙本體，宇宙本體即是道，換言之，虛即是道，「練虛合道」這四個字根本語義不明。

修練氣功的目的與程序

在「練氣化精，練精化炁，練炁化神，練神還虛」這個練氣公式裡，呈現了一些訊

分類	有 逆行→	命功	性功	無 ←順行	
名稱	氣	精	炁	神	虛
性質	物質	過渡 能量	過渡 能量	能量	信息
意識	心	心、意	意	性	本體
成分	電能、 熱能	生物能	磁能	光	波
功法	動	似動 似靜	似動 似靜	靜	無

息：氣是可以加工、精練的，而且加工、精練之後，它會變成不同的成分，每種成分具有不同的功能。但是，氣、精、炁、神之間的相互關係到底如何呢？我們試以上表加以說明。

要說明此表，必須從道的原理談起。老子說：「道生一，一生二，二生三，三生萬物。」道是宇宙本體，本體爲無極，無極動而生太極，這就是道生一；一生二即是太極生兩儀，因爲「太極動而生陽」，天陽向地陰流動，陰陽媾合生成的物質爲三，但是「陰陽繫五行」，五行爲陰陽二氣交感消長的不同變化，在陰陽媾合的同時也決定了該物質所歸屬金、木、水、火、土的五行性質。物質經過四象定下時空坐標，再經過「八卦相蕩」，亦即八卦磁場、能場運動產生不同的結構變化而賦予形狀，經由這些過程而產生萬物，所以叫做「三生萬物」。至於八卦的作用，是緣於定四象之後，相對方位的兩極相交相蕩而旋轉，旋轉形成八卦而產生能量，因而出現創生萬物的生命力。

被道教奉為萬法之宗的《度人經》指出，天地創生的程序是：虛化神，神化炁，炁化精，精化形，這是「由無到有」的過程，老子也說：「天下萬物生於有，有生於無。」同樣指出萬物創生起源於無，無就是無極。什麼叫做「有」？「有」就是二生三的「三」，也就是陰陽媾合所產生的三維空間的物質。物質是陰陽生成的，比方說，兩顆舍利子放在一起，兩顆舍利子的磁場便會產生一顆陰一顆陽，陰陽相對必生出第三顆，然後再兩兩陰陽對應，最後生出一大堆。

但是，我們察看上表修練氣功時其運作方向恰好是逆行的，表示修道的程序與天地創生的程序剛好相反，修道的程序是：氣化精，精化炁，炁化神，神還虛，這是「由有到無」的過程，從物質再轉回能量，回歸道的本體，因為修道最終目標「練神還虛」的「還」字就是返回的意思。

《丹經》說：「順為人，逆為仙，只在其間顛倒顛。」說明凡人的生命本是順著天地創生的程序進行，若要脫離人間生命規律的掌控而返回宇宙本體，就必須「反其道而行」，比方你從台北到高雄出差，完成任務時終究還是要循著原路返回台北。明．王道淵《還眞集》說：「非先天不能生後天，非後天不能成先天。」先天生後天是自然創生，而由後天成先天則必須經由練化的過程進行，易言之，修練氣功要以後天物質爲基礎，這就是由有入無的道理。

漢朝儒醫張景岳說：「人之呼吸，通天地之精氣，以為吾人之真氣。」人的呼吸就是在取用天地間的精氣，而且人身的能量與天地的能量在頻譜相同的時候會產生共振，我們就可以吸收宇宙的能量納爲己用。氣的練化機制，是先在體內產生「氣的種子」，然後這個種子就會與天地間的能量相應，我們就可以將氣引進身體，但是依種子的性質只能引進同類的氣，換句話說，精能引精，炁能引炁，神能引神，這叫做「同類相親」、「同氣相求」。舉例而言，一個由靜坐入手的人，雖然已經得炁，但是他不會變得更有力氣，容貌也不會變得更年輕，原因是他沒有練精氣，無法盜取天地間的元陽用來練精，只有元陽元精才能練形。

科學家發現，氣功師入靜時的腦波在七．五～十赫茲之間，可與宇宙的能量發生共振，根據這項報告以及筆者修練的經驗加以判斷，這個頻率範圍應該最接近「炁」。科學家最善於分析材料，如果能夠將氣、精、炁、神這四種練氣成分的頻譜分別研究出來，氣功的眞相不就呼之欲出了嗎？

思考是一種能量，易言之，運用意識即在驅使能量，而且運用不同層次的意識可以驅使不同層次的能量。氣、精、炁、神是修練過程中不同層級的能量，要指揮不同層級的能量，就要使用不同層級的意識主宰，這裡所說的意識主宰，就是人類的心、意、性三者。比方說，心在指揮我們的身體跑步時，心必須運作及整合腦、神經、腿部肌肉這些生物系統，才能完成跑步的動作；但是改換用意當主宰時，意管事的範圍就不在指揮身體四肢的活動，換句話說，心可以指揮身體的隨意肌，但是意就不能指揮隨意肌。

李嗣涔博士在台大電機系所做的實驗中，發現道家師父的練功法是先練「共振態」，此時腦內 α 波振幅大幅度增加；但是進入「入定態」之後，腦內 α 波振幅卻大幅降低；而佛家坐禪，一開始就是進入「入定態」，腦內 α 波立即大幅降低。這個實驗明白顯示：守竅時的練炁與入定時的練神，其所使用的能量層級是不同的。

在心、意、性這三個意識層級裡面，道書、丹家最少提及的是性，古眞云：「未發之前心是性，已發之後性是心。」佛家云明心見性，道家云修心練性，所有的言論都指向心、性是可以互換的，同類之物才可以互換，由此觀之，心、性同屬意識層級無誤。古人拿心、性相互對照，與西方哲學及賽斯書的說法雷同，人在現今三維世界運作的意識稱爲外我（outer ego），另外還有一個居於高次元的無意識心（unconscious mind），稱爲內我（inner ego），外我常自我設限而昏昧不明，而內我具有高度的辨識力及智慧，很顯然的，這裡指的外我就是古人所說的心，而內我就是性。

外我、內我之間並無區隔，而是互相滲透的。兩者雖然都很活躍，但不能同時出現，王重陽《授丹陽二十四訣》說：「心滅則性現。」意指在外我的心全然清淨不管事的情況下，原我的性才會出現。歷代各大哲學系統如佛學、理學、道學對心性的討論占去所有篇幅的十之八九，不過都從義理的角度立論，實際上主宰意識改由性當家的時候是什麼情形，可供參考的資料少之又少，金朝劉志淵撰的《啓眞集》、清代鶴曜子《唱道眞言》等書雖有論述，但都玄虛難懂。禪家則以圓陀陀光爍爍、孤迴迴峭巍巍、前後際斷等詞形容見性的情形，佛果克勤禪師還以「脫卻千重萬重貼肉汗衫」比喻開悟見性後身心解脫的感覺，高峰禪師則說：「東西南北，任遠遨騰；天上人間，逍遙快樂。」一般認爲性的本質是空，進入空境即無法用言語表達。

佛經說「一切有為法皆如幻夢泡影」，相對的，見性之後已轉變成無爲，無爲已非文字可以形容，故佛曰：「不可說！不可說！」老子也說：「道可道，非常道；名可名，非常名。」其實，成道、見性之後是什麼個情形，我們不必費心去了解。基本上，「神」這種能量既可以出體而獨立，同樣的，與其同等級的意識——性也可以獨立存在於身體之外，與宇宙意識合流。

《樂育堂語錄》：「元神者，修丹之總機括也。」自古以來，幾乎所有的道書丹家都認爲神有主宰功能，是修道過程的最高意識層級，例如陸西星《玄膚論》說：「精炁之得神而王，猶臣之得君而尊也。」認爲神可以統率精炁，是人身能量的總主宰。

但是，在練氣的材料裡面，精、炁屬於能量層級應無疑義，道家公式說「練炁化神」，神不是炁練化出來的嗎？神應該同屬能量層級才對呀，怎會變成意識層級呢？如果依照各丹家的說法，「神」這個字便含有雙重功能，它既是能量層級，同時也是意識層級，這是我在讀道書時百思不得其解的疑點。

在所有的道書丹經當中，把神當做意識層級的占絕大多數，把神當做能量層級的比較少，僅有的例子如《靈樞．移精變氣篇》：「得神者昌，失神者亡。」元初李道存《中和集》：「不生不死，神之常也。」不論神可以有得有失，或是不生不滅，只有這兩段話把神解釋爲一種能量。如果從另一個角度來看，道家公式的最後一句是「練神還虛」，這句話跟「率性參天」的意義應該相同，「神」既然可以練，它就是一種材料；而「性」是用來參天的，它就是一種意識，照這個觀點分析，「神」應該屬能量層級，而與它相對的「性」應該是主宰意識才對。

在眾多道家理論當中，很少人將修道練氣的機制區分爲能量、意識兩種屬性，大部分的道家都認爲性是神，神是性，神、性只是異名而已，但是，如果這個說法成立，練炁可以化神，那麼，練炁也可以化性囉，這未免有點牽扯不清。

唯一與其他道家不同的是丘處機所創的龍門派，其第十一代祖師千峰老人趙避塵的

《性命法訣明指》裡面將身、心、意稱爲三家，將精、炁、神稱爲三寶，以身心意爲主，以精炁神爲用，這其中就出現了意識和能量分開的觀念。但是我認爲，將「身」歸入意識層級有點不妥，因爲身、心本爲一體，意識還是應該分爲心、意、性三個層級才比較合理。

《樂育堂語錄》又說：「有為而為者，識神也；無為而為者，元神也。」但是，心爲「後天識神」，屬陰神，根據後天先天、陰陽對稱的原理，在心的反面，必有一個「先天識神」，屬陽神的主宰，那是什麼東西呢？孟子說：「志者，氣之帥也。」「志」應該就是「意」，這句話的意思是「以意領氣」，意可以控制氣，但也有很多修道家說「以神御氣」，用意及用神都可以控制氣，其間到底有何差別？此外，「意守丹田」與「神凝氣穴」也沒什麼不同，氣（炁）的主宰意識層級到底是意還是神？這裡便產生了一些矛盾。

根據實際修練的體驗，我認爲孟子的說法是正確的，行氣、守竅應該是用「意」，用意的要領是「若有若無」，與歷代丹家論及用神的要領相同，只是意處於背後與心相對的位置，沒有明師點破根本無法找到，我在這裡道出訣竅之後，如果靜坐有成的人細心體會，便可發現心、意之不同。換句話說，修道家雖然在用意，但是錯把意當神，如果這個理論成立，那麼，幾乎所有的道書都要改寫了。

在氣、精、炁、神四種能量中，高層能量可以控制低層的能量，換言之，神可以管炁，炁可以管精，神當然可以管炁也可以管精，所以修道家才可以精炁神合一，達到三花聚頂的境界。但是，倒過來說，低層的能量卻不能控制高層的能量，也就是氣不能管精、精不能管炁，炁不能管神。

氣在人體中，是由低層往高層進化，練氣化精，練精化炁，練炁化神，但反過來由高層往低層順生的方向似乎行不通，換句話說，高級能量並不能自然產生次級能量，練神不能生炁，練炁不能生精，因爲氣在修練之後，只會變成比較精細的能量，不會再變回粗糙的能量，比方說，麵粉加工之後會變成麵包，但不會再變回麥子。

在「由有到無」的修練過程中，有一個中間的「過渡地帶」，也就是「似有非有」、「似無非無」的灰色地帶，千峰老人趙避塵《性命法訣明指》在序言中說：「煉精為下手，煉炁為轉手，煉神為了手。」這句話中的「轉手」即是過渡地帶的意思，但我認爲下手應該改爲練氣，轉手的過渡地帶則應再細分爲精與炁兩種能量，精的成分比較偏向氣，而炁的成分則比較偏向神。

精的成分類似生物能，是生物的精華；炁則類似電磁能，比較偏向能量，瑞典醫學家挪丹斯滄（Björn Nordenström）就說：「人體神經系統是個電流系統，有電磁場」，他在神經系統所測到的電磁場，就傾向炁的範圍；但是挪丹斯滄博士又發現，當肌肉運動伸縮時，其間的動脈毛細血管就會增加放電現象，累積電荷，並傳遞給鄰近的毛細血管，這種用力時所用的氣，就傾向精的範圍，肌肉受傷時到位保護的氣也屬同一性質。

有人主張練功要拋棄身體，從能量練起，但是這種從高層能量切入的修法，還是會被物質性的身體牽制，只要身體存在，身體故障時就會干擾能量的運作，因爲病痛會消耗能量，使身體衰弱，而且讓我們無法入靜練炁，這就是道家認爲未修道應先治病的道理。老子說：「吾所以有大患者，為吾有身，及吾無身，吾有何患？」意思就是指身體受到外侵內感的影響，經常會發生故障，爲我們帶來很大的麻煩，要整理身體是一件相當艱難的工程，所以老子認爲身體是個大患。史上並無老子修練養生術的記載，但是後來的修道家大都很注重身體，爲的是要脫胎換骨、不老長生。

自古以來，大部分的修道家都認爲，要達到由有入無的目標，必須有一些自己可以掌握的方法。色身是假，性靈是眞，所以修道也叫做「修眞」，我們藉用色身來達到證悟性靈的過程，就叫做「藉假修眞」，色身雖然麻煩，但修道從色身著手還是最爲實際，是最容易掌握的途徑。況且，人生有限，倘若身體毀壞了，修練也就失去了憑據，所以必須先把色身照顧好，以爭取更長的時間來修練，因此，中國歷代的修道家大都是循著「由有到無」的方向修道，主張修練必須從「修命」做起。修命就是養氣，馬丹陽就說：「學道無他，務在養氣而已。」自古以來也有不少人循這個方法而成道。

但是所有的道派、道書都有一個現象：關於調息、服氣這些煉形的初階功法向來是祕密傳授，甚至只傳入室大弟子。在《北遊錄》這本書就有記載：有一天王重陽祖師閉戶與大弟子馬丹陽談論調息法，丘處機在窗外竊聽，王重陽發現後就閉口不講了，日後丘處機也不敢再問。在歷代的道家典籍當中，後半段練炁、練神的資料汗牛充棟，最難求的反而是入手功夫，有些修道家是挾祕自珍，有些修道家則認爲初步功夫是「賤下之道」，其中有些動作很難說得出口，所以《性命圭旨》有「神仙不肯分明說，說得分明笑殺人」之語。古道家很少透露基本調息功法及火候訣竅，致令後人無從下手，若要捧著古道書練功，常不得其門而入。

一九八四年科學家提出的超弦理論（superstring theory）即認爲物質的最基本元素不是粒子，而是一條條的能量線，這些線交疊扭曲，可從數學模式中算出有十維至二十維的空間，換句話說，整個世界隨時都在交換能量。依此推斷，我們練功當中所採的「氣」，應該來自他維空間。《太上老君太素經》：「太素者，質之始也。」古人將物質的基本元素稱爲太素，《內經》闢有專章闡說，漢朝班固在《白虎通・天地》篇章中也曾對太素的原理有所論述。

英國科學家坎伯（Jeremy Kambell）在《文法人》一書中說：「大自然必須詮釋為物質、能量與信息。」坎伯認爲，我們不能把大自然只看做是物質與能量而已，必須加進第三個成分——信息，信息能創造「形體」，信息是宇宙中秩序的源頭；美國物理學家波姆（David Bohm）也在他的著作《量子論》中提出了量子勢（quantum potential）的理論，他認爲宇宙中存在著量子勢，它是多維的，類似信息場，眞空其實是充滿能量的「能量海」。自古以來，中國是一個敬天的民族，皇帝自稱天子，奉行「天道」，天道可能就是宇宙本體傳達下來的信息。

芝加哥大學太空物理學家蘇拉默（David Schramm）也指出，微中子的體積是電子的一百億分之一，是物質及非物質構成的最微小單位，它們構成虛空的空間。老子說：「道之為物……窈兮冥兮，其中有精；其精甚真，其中有信。」歷朝大多數的先賢都把這句話的「信」解釋成「信驗」、「信實」，我認爲這個信字就是「信息」的意思；佛家也說：「眞空不空。」其實宗教與科學的認知相同，可以相互印證；波姆也認爲，人類的生活範疇與玄學的經驗範疇有共通之處，所以兩者之間的交流是會迸出火花的。三維空間的實相是爲顯秩序，另有一種存在時、空之外的潛在狀態叫隱秩序，練氣過程中的精、氣、神，應該是來自隱秩序不同層次的能量及信息。

一九四四年赫胥黎（Adous Huxley）寫了一本《長青哲學》，從此「長青哲學」便成了科學界研究神祕主義的隱喻。長青哲學的基本觀點是：意識具有多層級的架構，透過意識的轉變可以得到內在的智慧。高層的意識和低層的意識是互相滲透的，越高的意識層級，其「視野的深廣度」越大，在人間的層級，因爲只靠我們的五官的意識覺知，所以視野是片段、不完整的，也因如此，人類對事物的判斷經常加入許多猜疑和想像，佛家稱這個現象爲「無明」，修佛、修道的目的即在破除無明，開啓智慧，見到本性。

在世間，人是以金錢和權勢分高下的；但是人死了之後進入靈界，卻是以能量及意識分高下，神鬼之所以殊途，即因能量及意識的層次不同。道家云：「一日不修，一日是鬼。」人生在世，如果能夠把握機會修道練氣，即是在累積死後的資源，死後就能進入較高的層次。同時，修道家掌握陰陽之鑰，死後尚可修練。

道家的修練方法，在材料成分方面分爲氣、精、炁、神四種，在主宰意識方面分爲心、意、性三種，這就是一個「超凡入聖」的循序漸進層級。人來到這個濁世紅塵，名與利皆是過眼雲煙，還有什麼比提升身心靈、返回自性本體更重要的？

第三章

練氣化精

精是養命的基礎

根據前文的說明，我們對氣功的練化原理應該有個概括的認識。接下來，我們就依道家的練氣公式一步一步來練功了。練氣的第一個步驟是「練氣化精」，要進行這個步驟之前，有必要進一步釐清氣與精相互之間的關係。

《樂育堂語錄》說：「學人打坐，必先調後天氣外呼吸，以引起真人元息。」又說：「後天氣足，先天之氣之生始有自也。」這些話明白指出，練氣必須以後天氣為基礎材料，先學習利用呼吸掌握氣的進出，將後天氣吸進體內做為引子，等待後天氣累積到一個程度之後，才能練化更高層的能量。

但是，後天氣要怎麼用呢？經由呼吸吐納吸入丹田的氣，其成分是後天氣中的元陽，我們將元陽累積、濃縮、鍛鍊之後，它會變成元精，故曰「練氣化精」。《莊子外篇・至樂》說：「精也者，氣之精者也。」精即是從氣鍛鍊出來的精華。但是，練氣初期會出現各種奇奇怪怪的狀況，練功的人心裡疑問很多，這段期間最需要諮詢與照顧，自古以來，道家前輩大都故意將這一階段的入門功夫隱去不說，部分原因是怕一般人照書練功，萬一練出了問題又乏人指導，事情就麻煩了。

「練氣化精」就是修命的初步功夫，修命的目的在追求健康、長壽，即是道家所說的「服氣練形」，也就是利用呼吸來鍛鍊身體。遠古時代天災水患頻仍，生活環境惡劣，工作辛苦，而且醫療又不發達，一旦健康出了問題，大都只好自力救濟，不像現代人到處都有醫院可以掛號看病，所以賢能的人就傳授一些養生功夫，叫人常練以保健康，例如在已出土的商朝、周朝銅器上，有些圖像即十分生動地表現古人練習氣功的各種姿勢；東漢名醫華陀所創的五禽戲也流傳千餘年，練習的人不計其數，可見古代練習氣功的風氣相當普遍。

《莊子．刻意篇》說：「吹呴呼吸，吐故納新，熊經鳥伸，為壽而已。」這句話指出，古時候的人經常會模仿飛禽走獸的動作來活動肢體，但其中有一個重點，就是除了動作之外，還必須配上呼吸，經由「吐故納新」促進氣的新陳代謝，才能常保身體健康。其實，人類所有的體能活動，包括工作、運動、武術、瑜伽等等，都必須合乎這個原理，否則就會產生問題。

現代很多人上健身房，但上健身房一定能使身體健康嗎？那倒不一定。從事各項體能活動必須配上呼吸吐納的原因，就是要吸取後天氣中的某些成分以強健身體。《樂育堂語錄》：「夫人之身所以爽健者，無非此後天之氣也。」要讓我們的身體健康靈活，非要用後天氣不可，因爲後天氣中的元陽、元精才有熱能及動能，才能讓我們的氣血流通順暢、筋骨肌肉強壯，並供給身體力量，排除身體中的濁氣。因此，我們在活動身體時，不只要注意肢體的動作，呼吸的配合更是重要，呼吸配合得宜，不但身體不易受傷，而且越動越強；如果不懂得運用呼吸補充能量，有時候活動反而會造成身體的虧損。

呂洞賓說：「精養丹田氣養身。」只有後天氣才有讓人全身充氣的功能，一個人身體氣足，才能「身輕如燕」，年老了氣衰了就「身重如鉛」；即使在平常，偶而覺得身體笨重時，也要隨時充氣，像汽車的輪胎胎壓不足時就要充氣一樣。氣足的人皮膚乾淨、有光澤、有彈性，看起來容貌年輕，就像剛充滿氣的汽球。有些氣功師看起來老老的，臉色髒髒的，皮膚皺皺的，即因練氣化精這階段的命功沒練好，不善使用後天氣。一個人不論功夫練到什麼程度，呼吸吐納、導引這些練氣的初級功夫依然不能放掉，打拳的人一輩子都在打拳，因爲後半段的靜坐功夫並不能使我們的身體更加強壯，如果不練精氣，到後來身體還是會敗壞的。

呂洞賓的師父鍾離權所著的《靈寶畢法》一書中曾提出「奪天地之正氣以救護生命、強化命基」的功法，其要領是「多吸天地之正氣以入，少呼自己之元氣以出」。呼吸時進氣多、出氣少，氣就會有盈餘，這就叫做「積氣養命」，一般人卻是進氣少、出氣多，所以氣就會虧損，因爲，人既然可以奪天地之正氣，相反的，人在根源不固，精竭氣弱時，身體的氣反爲天地所奪。理氣如理財，理財的要領是多存款、少花錢，理氣也是同樣的道理，要吸得多、呼得少。

不少人罹患了「慢性疲勞症候群」，產生嚴重的倦怠感、失眠，以及注意力無法集中、記憶力減退等問題，還出現肌肉酸痛、淋巴結痛、喉痛、頭痛等現象。根據美國疾病防治中心指出：「這種疾病的主要特色是，在身心活動之後，症狀會惡化。」究其原因，發生這種病症即是氣虛的緣故。

理氣的要領可以遵照《內經・素問》所說的「精神內守」爲重點，精神內守不讓氣外馳就是存錢，我們用六識感官向外追求就會耗氣，等於在花錢，因此莊子要我們「收視返聽」，不要讓我們的感官老是沉迷在五光十色的塵囂世界裡，致使精氣搖動耗損。《樂育堂語錄》說：「修行人務須心明如鏡，氣行如泉，如堆金積玉人家隨其所欲，可以信手而得。」體內氣足，有如活泉一樣源源供應，就像家財萬貫的富豪人家一樣，隨取隨用不虞匱乏，何愁身體不健康？一般人七情六慾不節制，生活失常熬夜過勞，剛好反其道而行，身體的氣老是處於透支狀態，總有一天健康破產。

練氣化精的原理

在道家的練氣公式中，就屬「精」這個字語義最模糊，道家經典對「精」的成分及功能也極少著墨，所以不容易了解。其實在各種氣裡面，人體用「精」用得最多，與健康的關係也最密切。

宋元以後，有些修道人將「精」解釋成男子精囊裡的精液，認爲精液非常寶貴，說是「一滴精，十滴血」，以致衍生出房中術、陰陽採補之類的功法，以爲這就是練精之道，其實這是誤解了精的涵義。

「精」到底是什麼？《靈樞．經脈篇》說：「人始生，先成精。」如果把這句話的「精」解釋成精液，《內經》這句話就該解釋成：「生命的開始，先形成精液。」這未免太荒唐了吧？所以《悟眞篇》作者張伯端的另一本書《金丹四百字》解釋說：「煉精者，煉元精，非淫佚所感之精。」練精的原料是丹田裡所聚集的精氣，並非摻有淫慾的精液；伍沖虛《天仙正理直論》也說：「若人認此交媾之精為藥者，即為邪見。」將精液當做練功的材料，根本是錯得離譜。精液只是一種飽含精氣、高度氣化的體液，因其穿透力及附著力極強，利於與卵子結合而受孕，精液儲存在精囊以備生殖之用，練精時雖然能把精液中的精氣捲入利用，但並無任何功法以精囊爲練功部位。

我們形容身體很累叫「精疲力盡」，總不能把「精疲力盡」解釋爲「精液用完就沒有力氣了」吧？又如道家很重視「還精補腦」，如果這句話的精是指精液的話，你說能把精囊裡的精液提升到腦袋裡面去，你就是拿菜刀架在我的脖子上我都不會相信的。

主張陰陽雙修的道派，以明朝陸西星的內丹「東派」，以及清朝李西月的內丹「西派」爲主，這些陰陽派的立論，認爲人由男女交合而生，若要逆練成仙，也必須走男女交合的路徑。其實，這些人將生命的「起點」弄錯了，也許古代沒有顯微鏡，不知道生命的起點在於精子卵子結合的一剎那，而不是男女交合的那一刻，因此房中術和雙修法都是值得商榷的修練方法。而且有些雙修派以十五歲至二十歲之間的處女爲「鼎器」，供男子採補，未免太不人道，自古以來大部分的修道家對此多持否定態度。

反之，有些修道家則主張禁慾，例如彭祖說：「服藥千裹，不如獨臥。」彭祖的理念就像民間「娶個老婆醜，活到九十九」的說法一樣，認爲欲得長生以離慾爲上。但是大部分的道家認爲雖不可縱慾，但也不可絕慾，《抱朴子》就說：「人復不可都絕陰陽。」若強行禁慾，容易導致「壅閼之病」，曠男怨女多病而不壽，可以爲證。因此，我們雖不可縱慾，但偶而也要清一清庫存以維健康。

因爲人間也稱爲「陽世」，所以道家稱男子洩精爲「出陽關」，有些修道家練精時採用「勒陽關」的方法，用手指點住生死竅以制止精液從陽關出去，讓它回頭走陰竅「神仙路」，這個功法稱爲採自家水調外藥，由於動作太過猥褻，道家傳到此段大都不明說，常用打啞謎的方式讓人去猜，但這也是一種不自然的練功方法。眞正的練精方法是積氣養精，《古文參同契》說：「元氣之積厚而精英者，稱為元精。」經由呼吸吐納吸入丹田的元陽經過儲存並加以淬鍊，其產生的精華才叫做精，這才是練氣化精的正確步驟。

另一方面，南朝名醫金元起說：「肝精不固，則目眩無光；心精不固，則事易忘；脾精不固，則齒衰髮白……。」可見五臟六腑都有精的存在，不只精囊裡才有精，所以「精」是氣的一種，它存在於全身，關係到四肢五臟的健康及六識感官的靈拙。《鍾呂傳道集》也說：「丹田有三，上田神舍，中田炁府，下田精區。」三田都是練氣修道的部位，精氣的源頭則在丹田，不在精囊，精氣由丹田啓動運行全身，我們的身體天天都在使用精氣，因此《黃庭內景經》說：「但當吸氣煉子精，寸田尺宅可治生。」這裡所說的寸田尺宅就是指丹田，我們將氣吸到下丹田之後，把它練成「精」，才可以得到健康長壽。「精住則形固」，精氣不散則身體強壯，精就是常保健康的要素，林語堂把「精」這個字翻譯成 life-force，倒是非常恰當。

《內經．素問》說：「夫精者，身之本也。」說明精是構成身體的基本質素，《內經》又說：「兩神相搏，合而成形，常先身生，是謂精。」漢．韓嬰《韓詩外傳》也說過：「天地有合，則生氣有精矣。」所謂「兩神相搏」、「天地有合」，都在說明人的生命起源於天地陰陽二氣交媾，陰陽交媾合成精，人體的生長、發育全賴於精，精是建構人體五臟六腑、四肢百骸、肌肉皮毛的基本元素。

宋鈃、尹文是戰國中期的道學家，對精有很精闢的見解，在其所著的書中說：「精存自生，其外安榮。內臟以為泉源，浩然和平，以為氣淵。淵之不涸，四體乃固；泉之不竭，九竅遂通。」由這些話看來，精的功用可以讓我們的外表「安榮」，可以讓我們的五臟「浩然和平」，可以讓我們的筋骨皮肉「四體乃固」，還可以讓我們的經脈穴道「九竅遂通」，精的作用如此之多，實爲人類生命榮枯之所繫。

另一方面，《內經》說：「真氣者，所受於天，與穀氣並而充身者也。」「穀氣」是指食物中所含的精微物質、生物能，《內經》認爲我們從天地之間採取的「眞氣」，可以與食物的「穀氣」合流，用來充足我們身體的氣；《內經》又說：「真氣者，經氣也。」《吐納經》也說：「精者血脈之川流也。」眞氣既然是行走於血管、經脈中的氣，它必有推進的動能，所以《吐納經》將這類的氣歸屬於「精」，也就是行走於血管氣脈之中的動態生物能，其道理應無疑義。

上海五〇一研究所胡海昌教授曾提出「孤立波理論」，認爲行走於經絡氣脈中的波是一種「孤立波」，它不是單純的力學波，而是包括力學的、熱力的、電磁的、化學的、訊息的波耦合在一起的綜合性的波。在氣、精、炁、神四種練氣素材裡面，有「力學的、熱力的」效應的只有氣、精兩種，因此我們可以斷定行走在氣脈裡面的波，主要的成分就是道家所說的精氣。由於精氣有上述的特性，所以在科學家的觀察之下，在經脈裡流動的氣，其性質比較類似低頻電流。

我和某道友有事相商時，大都約在咖啡廳碰面，通常我們都會點花茶、水果茶之類的飲料。飲料上桌，喝了一兩口之後，我和道友常立刻閉口不語，就如老僧入定一樣，旁人看了覺得很奇怪，其實我們正在用心感覺飲料配方的氣好不好，氣走的又是哪一條經脈。古時神農嚐百草，也是用同樣的方法來檢驗藥性，觀察植物的生物能對人體的影響。

我們平常吃的動物、植物，都含有生物能，生物能進入人體之後，它會根據自身的五行屬性找尋適當的經脈進入不同的臟腑。但是，有時候因爲吃的方法不對，有時候因爲你的體質不合，在吃東西時傷了身也不自知。根據我的經驗，冰水是殺傷力最強的飲料，一喝下肚，胸腹間許多經脈立即堵塞，令身體受傷慘重，我經常看到年輕人捧著速食店的重量杯猛灌，不禁爲他們捏把冷汗。此外，老人家常勸女生在生理期不要吃生冷食物，也是有其道理的。

至於「淫佚所感之精」的原理如何呢？男人的陰莖必須勃起達到一定的硬度，才能完成男女之間的性行爲。一般人認爲，陰莖會硬是因爲充血的關係，但是汽球、輪胎灌水進去並不會硬，必須灌氣進去才會硬，因爲水灌滿了不能加壓，氣灌滿了卻還可以不斷加壓，壓力越高，裝氣的容器就被繃緊而產生硬度；男人勃起時，能夠運氣增加硬度，但不能運血增加硬度。一個人身體的血液並不會突然減少，但氣不來，血也不來，所以陽痿最主要的原因是氣沒有充分供應的緣故。陰莖勃起時，不但會變硬，而且會發燙，這些現象都符合含有動能、熱能的精氣大量聚集的效應。

在我們的舌根下面有兩個管子，左爲金井，右爲石泉，口中津液由此而生，但將津液呑入任脈裡層的一條精路落入丹田，便可化爲陰精，此乃造精路徑，呑服口中津液叫「玉液還丹」，此一功法基本上是「氣管正要噴出，斯時引頸而呑」，不過最好還是求得明師指點，才能練得正確，但是這條精路也會隨著年齡的增長而逐漸堵塞。年輕時精氣足，所以性能力很強，上了年紀之後，精氣的供應越來越少，就會逐漸感到力不從心。

丹田氣練得好，精氣充足，會讓人勇壯無比，但由於丹田壓力較大，相對的洩精時洩出去的精氣也較多，如果不懂得控制，反而會短命。洩精時的快感，基本上就是一種放電、洩氣的效果，所以洩精氣消之後陰莖隨即軟化，手淫同樣也會耗損，所以要節制。規勸人家不要縱慾有一句順口溜：「二十切忌連連，三十不宜天天，四十教堂會面，五十如付房錢，六十只能拜年，七十解甲歸田。」練氣的人在做愛之後可以練一練精關運轉，一來可以化解精走陽關的慣性，二來可以促進精氣的補充與流通。

《老子》說：「萬物負陰而抱陽，沖氣以為和。」意指萬物的生成都是陰包陽，兩氣相交必須均衡，才能維持穩定的狀態。陽主動，陰主靜，陽是一種不安定的元素，如果陽沒有被安定的陰抱住，陽很快的就會飛散。《陰陽五行論》說：「陰得陽蒸，故能上升，陽得陰制，故能下降。」所以《內經》說：「凡陰陽之要，陽密乃固……陰陽離決，精氣乃絕。」這裡就指出陽必須讓它匯聚集中，使陰包陽的作用得以順利進行，才能維持陰陽結構的穩固，否則陰陽離散，精氣也就瓦解了。

丹田又名「水府之地」，我們吸氣將元陽帶進丹田名爲「一點眞陽入陰海」，陽氣在丹田中與陰氣會合交媾，陰就會把陽包起來，所以《悟眞篇》把精稱爲「陰中陽」，陰陽結合就是動能和靜能的結合，在陰陽結合的狀態下它就會起生化作用，產生精微物質，這個過程就叫做「練氣化精」。

與老子齊名的關尹子說：「吸氣以養精。」這句話即明確指出，練功的第一個步驟就是吸入後天氣用來養精，精是氣養出來、練化出來的，練功初期先利用呼吸吐納吸氣入丹田，等待丹田發熱，即爲積氣有成的現象，然後可以進行練氣化精的工程；明代道人陽道生在《眞詮》一書中談及「元氣生元精」的原理。

唐代施肩吾編著的《鍾呂傳道集》說：「真水真氣合而成精，精在下丹。」練精的材料是眞水（陰）和眞氣（陽），陽主火，火性向上；陰主水，水性向下，這是物性使然，若以《易經》的原理來說明，火上水下，火水背道而馳，就造成陰陽分離，這叫做「火水未濟」；相反的，水上火下，始能陰陽交媾，故曰「水火既濟」。修道家講的水火、龍虎、鉛汞、坎離都是在形容陰陽媾合的狀態，道家云：「東家男，西家女。」陽就是東家男，陰就是西家女，正確的練功方法是先練陰，陰足陽自來，西家有女自然會吸引東家男來追求，男女就會在丹田這個洞房裡結婚交媾生育。

精的性質與功能

西漢時期的道家經典《老子指歸》裡有一段論述，明確指出「道即平衡」，平衡才能造成穩定。科學家經過實驗得知，人體是一個等離子體，在正常狀態之下，人體內的陰陽電荷密度幾乎是相等的。《內經》：「陽化氣，陰成形。」以陰陽的性質而言，陽主動、主火、主氣化作用；陰主靜、主水、主固化作用。人為陰陽所生，當人身的陰、陽成分為數相等時叫做「陰陽調和」，這時我們身上的氣處於最穩定的狀態，體溫也維持在正常溫度，感覺身體最平和、最舒服。一般人陽偏盛就上火，必須補充陰氣加以調和，或者藉勞動以消耗陽氣；但是陽不足時，我們就會覺得動能不夠、力氣不足，像老人家覺得身體笨重，行動變得遲緩，而且氣血無法運行身體末梢，氣候變冷就感覺手腳冰冷。

人身體裡的氣不論是陰偏盛或陽偏盛，都會產生種種疾病，大陸的醫學家採用經絡電測量檢驗得知，當人體臟腑發生病變時，經脈的電荷密度也失去了相對的平衡狀態。中國的醫學經典文獻《類經圖翼・醫易》：「醫者，意也，合陰陽消長之機。」中醫治病的原理，就是在察出人體陰陽失衡的狀況，利用藥物加以調整，讓機體恢復陰陽調和以及自我調節的功能；此外，人體氣衰時，譬如過度疲勞或久病纏身，內臟器官都會呈現發炎狀態，原因是內臟無法補充清氣，以代謝濁氣、廢熱，中醫稱這種現象爲「氣虛火旺」。

我們用心帶氣進入丹田，心和氣都有火，古修道家形容這個過程叫「火入水鄉」，因爲丹田也叫「陰海」，水火相交則生精，就像瓦特蒸汽機的原理一樣，它會產生熱能和動能。我們在丹田裡把氣化成精之後，它就成爲在我們經脈裡運行的動力。

武術家所說的打通經脈，用的就是精氣，所有的氣脈的入口都在丹田，我們在丹田加壓，精氣便循著氣脈通往全身，推動瘀積在氣脈裡的髒氣，讓它向前流動而排出。所謂「氣盛通脈，脈通穴開」、「一竅通而百竅通，大關通而百關通」，如果丹田的精氣壓力夠強，不但氣脈的主幹線可以打通，假以時日，也能進一步打通中型、小型以至微型的氣脈，一旦打通了全身經脈及穴道，全身不留一絲髒氣，就可以達到古人所說的「脫胎換骨」的境界。

依中醫的理論，血與氣是互爲一體的，氣若不通，血就會阻塞。我舉個例子加以說明：我住在五指山上，有一年鄰居選我當主委，山上沒有自來水，都是接管取用山泉水，當主委的人偶而要到山頂上察看水路。有一回我和管水的工人一同上山勘察，發現從山頂委蜿而下的塑膠水管每隔十幾公尺就挖一個洞，而且每個洞都噗噗噗的向外噴氣，我問工人這是什麼作用？他說，不讓它噴氣，水根本流不動。同樣的道理，我們的身上如果有髒氣、濁氣、冷氣瘀積，這些物質性的壞氣，會阻擋氣血的流動，讓我們渾身酸痛、產生疾病。舉例說明，老人家背痛時，在他的背部敲打按摩，振動瘀積的髒氣，讓他打幾個嗝將髒氣排出去，人就舒服多了。

《醫經溯洄集》：「氣者，血之母。」自古中國醫家認為氣、血是一體的。血屬陰，陰主固化，而氣屬陽，陽主氣化，因此血中的陰需要加上氣中的陽讓它氣化，以保持血液的生命力及動能，血就不易濃稠沉澱，血管也才不容易硬化，所以《內經》說：「血氣交融，其病焉在。」血中氣足，氣血流通順暢，就可以百病不生。

桃園敏盛醫院高壓氧中心主任陳興漢醫師在一項「氣功對血液影響」的實驗中發現，一般人血液裡的紅血球串聯現象常造成臨床上產生疲倦、腦部缺氧情況，但是血液經灌入氣功能量後，原本串聯的紅血球明顯恢復成渾圓單顆的活潑血球，產生紅血球分離、活化現象；一般而言，血液離開人體只能存活約半小時，經氣功活化的紅血球活動力卻可以延續約五小時，這就是古人所說的血氣交融所產生的現象。

醫學上有所謂的「代謝症候群」，意思是血脂、膽固醇、血糖、尿酸等指數偏高，成為致病因素。這些症狀的形成，除了肇因於遺傳及不正常的生活、飲食外，血液的氣化程度不足也是一大原因，血液不活潑，生命力不足，必導致代謝功能減低。現代人在中年之後常會發胖，出現鮪魚肚，大體上也是代謝出了問題。根據衛生署調查，腰圍過大是導致代謝症候群的主要元凶，罹患高血壓、糖尿病、心臟病、中風的機率是常人的數倍，究其原因，這是因爲大量血液滯留腹部無法流通，加上脂肪屯積之故。只要血中氣足，而且平時經常活動讓身體發熱流汗，要維持好身材及健康並不困難。

科學家經過實驗得知，經脈內氣會受到神經電磁信息的感應而改變其電磁性質和運行量度，影響體內帶電性的、處於流動狀態的血細胞等微小顆粒在血流中產生變化，這就符合古人所說的「氣爲血之帥」的道理。《內經》說：「天地之精氣，其數常出三入一。」如果任由精氣出多進少，體內的氣就會不斷消耗減少，造成陰陽不平衡的狀況。如果血液又稠又髒，送營養、清廢物的功能都很差，怎能不生病？

但是，血重濁而下沉，氣清輕而上浮，因此，我們必須違反物理的原理，練習氣功利用呼吸吐納，把上浮的氣往下帶與血混合，下沉的血加入動能之後，便會上升而在全身順暢循環，人體的最高點腦部若能得到氣血的充分供應，人到老年頭腦還是非常清醒，不會老人痴呆，甚至還可以保持過目不忘的記憶力。中國中醫研究院曾經做過實驗，證實氣功鍛鍊能夠延緩老年人的智能衰退。

如果丹田氣足，經常把精氣送往全身，氣就會在我們的筋骨皮肉以及內臟流動、累積，產生強化體能的效果，我們平常的用語常說「力氣」兩個字，因爲有氣才會有力，氣即是肌力的來源。除了供給力量之外，氣還有保護身體的作用，諾貝爾獎醫學評審會主席挪丹斯滄在他的《*Biologically Closed Electrical Circuits*》一書中指出：人體內的閉路電流及電磁場，自成一個小宇宙，當人體受傷或肌肉運動時，該部位的細胞會發出荷正電的粒子，它鄰近的體素細胞則會相對發出荷負電的電子，正負兩極便匯成電流，電流與白血球會往傷處奔流，以消滅入侵的細菌，這即是人體的氣的自療作用，亦即免疫功能。

有一回我和一位道友在聊天，道友手臂不小心碰了桌角一下，立刻出現一塊烏青，他馬上運功自療，只見那塊烏青漸漸淡化，不一會兒就消失不見了，這個現象顯示道友能夠驅使瘀血瘀氣迅速散開流通。我們身體的任何部位受傷，由於痛覺會讓我們把心移往該部位，精氣也會跟著迅速到位加以保護，我們受傷的部位會血腫也會氣腫，感到傷處一陣一陣的脹痛，就是氣一波一波來到的現象。

《黃帝內經》闡述了許多「積精全身」的原理，總之，精氣經常布滿全身，可以使我們全身經脈暢通，內臟乾淨，細胞也能不斷吸收精氣中的電能及熱能，使細胞有充足的能量，不易老化衰亡，細胞長期維持活力，才能讓我們常保年輕健康。

如何吸氣到丹田？

前文說過，練氣從呼吸吐納開始，目的在把空氣中的元陽帶入丹田，我們開始是用「眼觀鼻，鼻觀心，心觀丹田」的方法建立氣的行走路線，用心將氣導入丹田。其實，「眼觀鼻，鼻觀心，心觀丹田」所設的點還是太粗糙，正統的功法有固定的步驟。

一般人練氣一段時間之後，就會覺得額頭和鼻子附近重重的、痲痲的、癢癢的，原因是氣從鼻子吸進來之後，會先進入鼻腔，我們鼻腔裡面的黏膜及絨毛有聚電作用，當我們用心感覺氣由鼻腔進入時，就會激發鼻腔吸取空氣中的能量，比方說，我們在林間湖畔空氣新鮮之處，用心注意鼻腔進行深呼吸，就會產生提神醒腦的效果。鼻腔的位置就在額頭附近，所以呼吸吐納一段時間後，額頭及鼻子附近先有「氣感」。因此，練習呼吸吐納，要用心去感覺吸進鼻腔的空氣。

但是，爲什麼氣會停留在額頭、鼻子附近，到嘴巴就走不下去了呢？因爲嘴巴是分開的，氣走到這裡，路徑就被截斷了，這時候氣就要「下鵲橋，過重樓」，我們必須「搭鵲橋」好讓氣通過，方法是要將舌頭後縮一點，把舌頭放在上顎的天池穴的凹洞裡，爲什麼要舌舐上顎呢？其目的在接通任督兩脈。嬰兒在娘胎裡就是舌舐上顎的，所以嬰兒剛出生時，婦產科醫師要用手指把上捲的舌頭勾出來，而且嬰兒是用胎息呼吸，可見嬰兒在娘胎裡是在練功的，舌頭上捲的作用在接引天的能量，剛出生的嬰兒頭頂的天門（頭頂上柔軟的一塊）未關，他還是通天的，嬰兒有時會沒來由地咯咯笑得很開心，那是他跟靈界的朋友在嬉玩，幾個月後天門關閉，他就成爲道道地地的人了。

舌舐上顎時舌尖就會接到氣，之後氣傳到舌根，透過舌下的玄膺穴下降，順著氣管下十二重樓，氣降到胸部之後，還要將它集中成爲一束，以利於通過心窩處的狹小通道，將氣送交肚臍再送往丹田，這整個流程，才是以心帶氣行走任脈的正確功法。

此外，在《赤鳳髓》、《衛生眞訣》一類的練功書裡面，大部分的導引姿勢都要搭配運氣若干口，運氣的方法是：將氣從督脈提上來，繞過頭頂之後下行，然後呑一下口水，讓氣循任脈回歸丹田，完成這個過程叫「一口」，而呑口水的動作，也是藉著呑嚥的感覺協助氣下十二重樓。

呼吸吐納還有一項重要的作用「吐故納新」，亦即吸清氣、吐濁氣，但吸清氣用鼻，吐濁氣卻必須用口。南北朝的陶弘景博學多才，晚年隱居茅山（皇帝常派人向他請教而有「山中宰相」之稱），傳下了許多養生功法，他在《養性延命錄》一書中說：「凡行氣，以鼻納氣，以口吐氣，微而引之曰長息。納氣有一，吐氣有六。」長息是指呼吸要緩慢細長，讓身體有充分的時間吸氧吸能；「納氣有一」指吸氣只有從鼻子吸進一種；「吐氣有六」就是吐氣的方法有六種，這就是吹、呼、唏、呵、噓、呬（六字訣），一般練氣時的吐氣方法多用「噓」字訣，因爲用噓字最適合「微而引之」，亦即綿長吐氣，其目的在導出臟腑之濁氣及廢熱外排，並可以強肝、清血，方法是：噘嘴緩慢細長的噓氣，噓氣的聲音以自己耳聞爲度。

吐氣還有一項訣竅：吸氣時我們用心將氣帶入丹田之後，心就留在丹田，不要注意吐氣的動作，因爲氣是跟著心走的，你用心吐氣，又把剛剛吸進來的氣帶出去了，豈不白費功夫？爲什麼吐氣必須用口？因爲鼻之通道有三：一通口、一通鼻、一通腦，如果用鼻吐氣，濁氣、廢熱會沖到第三腦室，容易造成頭腦昏沉的現象，也不能產生洩廢熱、調五臟的功效。

總之，在此一階段的功法可以統稱爲「服氣」，一般而言，服氣大都佐以導引、武術、按摩、叩齒、鳴天鼓、咽津、存想、守竅等方法，其功法在隋唐時代發展成熟，提出各種服氣功法的多達五十餘家，不但盛行於各道派，民間人士也很熱中學習。

陰竅的運用與導氣入地

前文提到，從體外吸進來的元陽有動能、熱能，是一股純陽剛強之氣，它在丹田裡是很不安定的，要控制它並不容易，《管子》一書中曾談到心術與制氣的言論，管子認爲，氣爲陽，是爲動之因，採取過多容易讓全身的氣失去平衡，所以要制氣使其穩定，管子提出的方法是「以靜制氣」、「以神御氣」。制氣是練氣過程中最費事的一項工程，必須讓已經進入體內的氣穩定的留在丹田，不使其上浮傷身，以備進行下一階段的練化工程。明代伍柳派伍沖虛說：「聖凡之分，只一伏氣也。」不懂得將氣降伏在體內，終究是凡人一個。

任何電器接地之後，相對比較安全，因為火電很凶猛，萬一漏電就很危險，但將它導入地下就不致傷人。同樣的，呼吸吐納吸入丹田的元陽累積到一個程度，也會變得凶猛，所以也要將它導入地下，這就是老子說的：「人法地，地法天。」意指練功要讓氣先往地下走，接通地的能量，再利用地氣上升的作用去接通天的能量。魏伯陽的《參同契》被道家奉為「萬古丹經王」，書中有一句「從頭流至足，究竟復上升」，氣必須下行入地再反彈上來，這是練功的最重要訣竅，但是自古以來很少人談論其中道理。

關於行氣入地的原理，道書很少提及，但是大門派都有這方面的功法，師父指導我們練功的方法，以及我們練功的親身體驗，前半段的功夫大都是在導氣下行。近代出土的兩千四百年前戰國時代的《行氣玉珮銘》即說：「行氣：深則蓄，蓄則伸，伸則下，下則定，定則固，固則萌，萌則長，長則退，退則天。」意思是說，練氣的過程像一棵樹的生長過程一樣，先往地裡紮根，待根紮穩了，再往上萌芽，往天空發展長出枝葉。同樣的，我們將氣吸到丹田，丹田蓄足了氣之後，先要走入地下銜接地氣，讓氣固定，再回頭往天發展。

「三光落地地自開」，導氣入地的目的是將天上日月星的能量與地氣合流，之後地氣會反彈向上，我們再利用地氣上升的力量與天的能量相應，能練到這個地步，才是眞正的天、地、人合一，人身的小天地才能與宇宙的大天地同步共振。天地氣本來就是對流的，如果一個人的氣能夠上天下地暢通無礙，他就可以藉用天地的能量經由體內激發旋洩，產生沛然莫之能禦的力量。

「築基」有兩種說法，修道的築基又稱「煉己」，《張三豐大道直指》說：「初功在寂滅情緣，掃除雜念，除雜念是第一著築基煉己之功也。」指出練功之前要排除雜念，心地清淨，割絕貪愛，超脫習染，即是練氣之築基功夫。《悟眞篇》說：「百日立基，養成氣母。」意指心靜神定，即能在丹田種下氣的種子，進行各階段的修練。

但是練武之築基又自不同，練武的入手功夫是紮馬步，紮馬步即爲武術家的築基功夫，目的在導氣入地。科學家經實驗得知，身體的任何部位用勁或緊張，該部位的皮膚電位就會升高，顯示氣會往身體用勁或緊張的部位流動，我們在工作、運動時，經常用力的部位，因爲氣經常到位，所以該部位就會越來越強壯，其原理就像一張網，放一個珠子在一個角落，整張網就會朝著那個角落傾斜。

紮馬步時身體重心下移，用的是「重力法」，只有腳部用勁，上身放輕鬆，下肢的氣脈逐漸打開，氣就會由上往下流動入地，日久功深，身上的氣會與地氣結合在一起，下盤就會變得非常穩固，下盤穩固，上半身使力才有支點。太極拳樁步走拳、自然門矮襠走圈，用意都在導氣下行，功夫很高的人，將氣往下打與地氣掛勾，一群人都推不動，就是這個道理。一般沒有練氣的人，如果平時走路能夠不忘腳掌、腳趾抓地，就有導氣下行的作用，雙腳就會變得強健。練習健走的人更應該使用這個要領，「骨從腰椎老起」，雙腳有力，腰骨才會強壯，「不怕人老，只怕腰老」，脊椎有力，老來就不會彎腰駝背、老態龍鍾。

人身上、下各有一個穴道接天、接地，接天的穴道是靈台，接地的穴道是陰竅，如果將人身比喻爲一個電瓶，靈台及陰竅就是接通天地能量的兩個插頭。人出生不久之後這兩個穴道都閉塞了，所以要重新「開竅」才能利用，接天要開靈台，接地要開陰竅，這是修道過程中非常重要的兩個穴竅。有些人在練氣初期「提肛」，提肛久了雖然也會引動陰竅，但因爲肛門不在身體的中線上，而在身體的偏後方，所以提肛會導致火氣向後走，沿著背部上行，沖襲到夾脊、玉枕兩穴，讓人背痛難當、頭昏腦脹。

陰竅是練氣修道最重要的一個穴道。陰竅位於會陰之上，張伯端《八脈經》指出該穴「在坤地尾閭之前，膀胱之後，小腸之下，靈龜之上」，古代醫家不知有此一穴道，現代解剖學則稱爲前列腺。英國學者約翰・費（Sir John Vane）即以研究前列腺的成果獲得一九八二年諾貝爾獎，前列腺素在生殖、消化、循環、代謝等方面，都具有複雜的生理及藥理作用。因此，陰竅不但是練氣的重要關竅，在醫學上也是一個關鍵性器官。

陰竅又名生死竅、復命關，爲人身奇經八脈之總根，上通天谷，下通湧泉，是精炁運用的轉運站，此竅一通，諸脈皆通；醫學家亦發現前列腺素可以提高神經細胞之放電速率及神經纖維的傳導速度。《八脈經》說：「採陽氣，唯在陰蹻為先。」清．李道存《後天串述》也說：「尋氣以陰蹻為先。」意指氣生於陰竅，認爲神光下照陰竅最易引生內氣；道家認爲，守陰竅可以生元陰眞水，陰足陽自來，自能吸引元陽眞火進入丹田結合，因此，《張三豐大道指要》說：「調息者，調度陰竅之息，與吾心中之氣相會於氣穴中也。」調息必須調動陰竅，否則氣難歸爐。

把竅陰練活了，一提陰竅，立即接通地下陰電，可與我們由天上吸來的元陽在丹田交媾而產生內氣，並發生種種的生化變化。正統的功法，幾乎每個的動作都要提陰竅，張伯端說陰竅「得之者身體康強，容顏返壯」，而且，經常接通陰竅能令人果決威武有魄力，並讓人心地清淨、飄逸豁達。

陰竅的位置在大小二便前七後三的地方，也就是人體上下縱線的下端出口。一般人陰竅的部位原本都是空盪盪的，找不到位置，但只需以意念控制會陰肌肉，用點力氣往上提，一提一放，練一段時間之後，它就出現一個銅錢大小，等到它成爲一個點時，只要往上一提，就能接通陰竅而連通地電，在接通陰竅的初期，跳電的感覺非常明顯。陰竅亦稱十二圓覺，連通地支十二龍脈，與靈台連通十天干光電互為呼應。練陰竅有特殊的功法，最好由專人指導。武術家紮馬步能夠開啓陰竅，一般而言，陰竅需要一段相當長的時間鍛鍊，才可以達到隨意靈活運用的地步。

前列腺又名攝護腺，根據統計，五十歲以上的男性約有百分之三十~四十患有前列腺肥大的症狀，七十歲之後更增為百分之六十~七十，美國每年有四萬人死於前列線癌，前列腺肥大造成頻尿、夜尿、小便困難等現象，令人非常困擾。常練陰竅，可以減低罹患此症的機會，在日常生活中有一項動作可以鍛鍊前列腺，那就是「夾緊屁股上樓梯」，常練多多少少有點幫助。

另一方面，我們把陰竅練靈活，又把中線打通了，在「活子時」之際就可以提陰竅去會靈台，這叫做還精補腦，可以補充頭腦的能量，即使到了七、八十歲，記憶力依舊很強，也不會老人痴呆。古時候有道的隱者年紀雖高，卻仍耳聰目明，頭腦都還很靈光，可以佐國任事。

我在留言板上提到陰竅時，一位網友問了一個非常奧妙的問題，他問：「女人沒有前列腺，如何練陰竅呀？」自古以來，大部分的道書都在談「男丹」，亦即在談男人如何練功，談女丹的人很少，女人的身體構造跟男人不同，所以有一些女人專屬的特殊修練方法。網友問的這個問題，就是翻遍賀龍驤編的《女丹合編》也找不到答案。其實，女人的陰道即等於男人的陰竅，當女人在控制陰道周圍的肌肉時，就能產生與男子陰竅相同的功能。在大門派裡也常有女俠、女眷練功，這是她們練功時親身體會出來的。因此，有些練功心法，流傳久遠的門派才知道，其他任何地方都找不到。就像有人說督脈是走脊椎兩旁，有的人則說是走脊椎外側，也有人說是走脊椎中心，但應以練功的人的親身體驗為準。

宋・俞琰說：「若無藥而行火候，則虛陽上攻，適是自焚其身也。」練功初期不斷吸氣入丹田，不予控制，會引火自焚，這也叫做「猛火煮空鐺」，比喻為用烈火煮空鍋子，有虛火上炎之患，會造成頭昏、目赤、嘴破、全身燥熱等現象，因此道家有所謂「止火」之法，《性命法訣明指》：「止火者，是不行吸呼之氣也。」停止利用呼吸，將後天氣帶入丹田，單純只用心意就是止火。另一個止火的方法，就是要常練陰竅，吸取元陰真水，並導氣下行。

除了練氣不得要領會上火之外，一般民眾過度勞累、熬夜玩樂，也有很多人患有火旺的毛病，而且體質酸化嚴重。一位朋友多年來每當一吃肉類、海鮮，很短時間內就出現嘴破的現象，痛苦萬分，逼得他只能吃青菜。我教他練「倒補天」（倒立）的功夫調整血氣，但他聽我談過火氣上升的原理之後，沒想到自己發揮創意，居然設計出「狗趴式」功法：跪在床上，頭部著地，只有屁股翹得老高，然後肚子用勁，體內的火氣藉由放屁而不斷排出，練了幾次之後，上火的毛病竟然不藥而癒，往後再吃什麼都沒再發生問題。他興高采烈地跑來告訴我他的發明，我聽了差點沒有笑倒在地，可見練氣功法皆有其物理原理，明白原理之後，甚至可以自創功法。

精氣因爲含有火氣，火性上騰，要它乖乖留在丹田很不容易，必須修練導氣下行，並利用「住氣」的功夫，或紮馬步以打開腿腳氣脈及湧泉穴，或旋轉帶脈以限制火氣上行，或以氣海的下緣與陰竅互相吸引，行住坐臥都不放開成爲習慣，讓氣乖乖的留在丹田，氣才不致上騰亂竄，這個心法對練武的人特別重要，因爲武術家的丹田氣又大又強，更難掌控；一般練氣的人如果沒有人指導，發現有上火的現象時，就不要再吸氣到丹田了，只需若有若無的意守丹田就好。

一般人的身體也經常會累積過多靜電，但現代人穿的鞋子大都是人造鞋底，導電功能極差；而且大家都住高樓，活動環境也都鋪上水泥柏油，腳底和土地接觸的機會極少，身體靜電無法釋放入地，將導致失眠、免疫力下降、提早老化等現象。

練精必須動靜調和

我們再重提一次《莊子．刻意篇》的說法：「吹呴呼吸，吐故納新，熊經鳥伸，為壽而已；此導引之士，養形之人，彭祖壽考者之所好者也。」在練氣化精的階段，因爲主要的功法是呼吸吐納，在呼吸之間，經由一吸一斥、一升一降、一開一闔的陰陽相對運動，累積集結在丹田裡的氣便因鍛鍊逐漸產生變化。這時，我們就可以採用導引的動作，引導丹田裡的精氣沿著氣脈散布到筋骨皮肉、五臟六腑以至於全身。因此，練氣的初步功夫，就是利用呼吸吐納加上肢體動作的導引，一方面練氣，一方面強壯筋骨皮肉，這就是莊子所說的「養形」。

我們從已出土的歷代泥偶，常能看到各式各樣的練功姿態，這是幾千年來人們共通的練習氣功的方式，因爲動才能通氣散滯，活絡血脈，而呼吸吐納吸進來的元陽充滿動能、熱能，也必須利用勞動、運動消耗其能量，發汗散熱，並將氣散布全身，以強健筋骨；如果光是勞動而不練氣，身體就容易虧損而衰弱；如果光練呼吸吐納而不活動，則容易上火。

修道家云：「無氣莫打坐，沒有麥子空推磨。」這句話指出打坐也是需要材料的，必須有氣以後才能打坐，現代人大都一開始就由打坐入手，這種作法古人是不鼓勵的，古人認爲無氣打坐等於是「空轉」，弊病相當多。有許多人受到武俠小說、電影的影響，練了幾天功夫，便急於打通任督二脈，希望一夕之間就變成大俠；還有不少人自行用心電去繞行周天，這更是練氣的一大禁忌，因爲心屬火，用心電乾燒線路會產生很多弊端，用心電守竅甚至會把穴道燒成一個硬塊。

練氣化精的方法是「動靜兼修」，開始以導引配合呼吸，如果每天練功，經過三個多月之後，丹田中氣團已經形成，就可以兼練靜坐。導引是讓精氣流通、散布，靜坐是讓精氣聚集、轉化，經過百日築基之後，吸氣入丹田的路線已經形成，身上的氣脈也逐漸可以行氣，這時候以靜坐「存」氣，以導引「行」氣，動靜配合，才是正確的練習氣功的方法。

白居易也練氣功，他在《動靜交相養賦》一書中說：「天地有常道，萬物有常性。道不可以終靜，濟之以動；性不可以終動，濟之以靜。」練氣化精是練功的第一步，必須遵行這個道理。練氣動靜調和，形、氣兩利，光靜不動或光動不靜，練氣將事倍功半。尤其不可只靜不動，否則久而久之必導致氣血停滯，百病叢生。如果你參加了靜坐課程，最好還要另外配合導引方法或運動，才能相得益彰。

《呂氏春秋．盡數篇》說：「流水不腐，戶樞不蠹，動也。形氣亦然，形不動則精不流，精不流則氣鬱。」流水、門檻因爲常動才不致生蟲，同樣的，人要常動氣血才不會停滯阻塞。但光是動也不行，必須以靜的方式聚集、儲存能量，以備身體不時之需。

練氣動靜調和主要功法是「形靜心動」、「心靜氣動」，靜坐時，雖然身形不動，但是體內的氣在流動、在練化；練習導引、打太極拳時，身形在動，但內在必須心平氣和，氣機才能運轉順暢。功夫越高的人，定力也就越高，在肢體有所動作時，臉不紅，氣不喘；定力高則「疾雷破山而不驚，白刃交前而不懼」，在外界的任何變化、驚嚇之下，或逢巨大消息變故，都不致造成心電異常波動及氣機紊亂；定力高，氣就不容易散亂耗失。許多人精神無法集中，即因心事多，心浮氣躁，以致定力不佳。

練氣化精的功法

導引的主要目的在行氣，動作只是指引行氣的走向。各門各派的導引功法很多，打太極拳即有很好的導引效果，因爲走拳動作緩慢，所以在打拳時很容易專注呼吸；而且拳架姿勢低，也符合導氣下行的原理。太極拳爲內家拳，高手打拳在招式收放之間都有強大的能量運轉。武術家有專爲練氣而設計的功法，例如「左右升降式」、「龜鶴神功」、「天鵝抱卵功」等，但這些功法都包含了很多訣竅，而且依個人智慧、體質、心性的不同，在修練的過程中會發生不同的變化，因此，在這個「築基」階段，師父的指導非常重要，否則氣練歪了、練偏了自己都不知道，一旦變成慣性錯誤，往後的功夫就越練越糟。

自古以來，中國各名山大派大都是以武入道，都有獨門的練氣功法。舉例而言，梅花門的練氣功法是「龜鶴神功」，龜鶴都是長壽的動物，「龜鶴神功」裡的龜形是用來練任脈，喻涵冬眠儲氣之勢；鶴形是用來練督脈，喻涵一飛沖天之勢。這套功夫已流傳上千年，完整的「龜鶴神功」功法，其心法訣竅多達一百多個，非常深奧，須有明師指導才能入門。

隋朝的智顗和尚在《修習止觀坐禪法要》中提到，禪修中會出現痛、癢、冷、暖、輕、重、澀、滑八種感覺，叫做「八觸」。在練氣初期也會產生八觸的現象：「痛」表示氣通不過，「癢」表示氣走表皮或皮膚正在排毒，「冷、暖」表示氣的陰陽水火偏虛或偏盛，「輕、重」表示氣進入身體是否順利，「澀、滑」表示行氣的通暢程度。

在八觸裡面，就屬「痛」最讓人傷腦筋，痛表示氣逢阻塞，有些痛點練一段時間之後會自動消失，但某些部位的痛點可能就要花很長一段時間整治，尤其是胸腔，在人體所有的部位裡面，胸部的腺體、氣脈、穴道最早衰退阻塞，因為胸部為肋骨所覆蓋，無法施加外力鍛鍊，所以痛個兩、三年也是常有的事。我練功時，胸部、背部就足足痛了三年；而且在這段期間內，胸部變得非常敏感，凡是去過電影院、資訊展等場所，由於現場空氣污濁，胸腔必定會難過個兩、三天。遇到這種情形，就要用「閉氣攻病」的方式，將丹田氣循著督脈提到夾脊，然後順時針轉動夾脊，一寸一寸的往胸部的每個角落推進，將氣脈、穴竅中的濁氣外排。「通則不痛，痛則不通」，在練氣的過程中，一旦發生不通的情形，自己要想辦法克服，自古以來也有許多練氣者留下心得，針對不同狀況的阻塞提出解決的辦法。

練氣化精有什麼徵候呢？《樂育堂語錄》說：「修士必於打坐時調其呼吸，順其自然，一出一入，不疾不徐，如此調息雖屬凡息，然亦是自在真火。似此烹煉一番，得那後天有形之精，忽然化為元精，到得丹田有氤氳活動之氣現象，即是化精之候。」意指丹田裡的氣必須經過長時間的調息鍛鍊，一直到覺得丹田「有物」，甚至會動、會拉扯時，就是化精的現象。

練氣化精的運作部位在丹田，練丹田氣正統功法步驟是氣到丹田→氣滿丹田→氣壯丹田，上文已談到氣到丹田的方法，接下來的氣滿丹田階段，就要利用拍打、撞擊的方法震動丹田，把丹田的容積撐得比一般人數倍大；至於氣壯丹田，則是要把丹田增壓到一般人的數倍，使其密度越來越高，氣不斷地往氣海中心集中，逐漸匯集一個能量團，這個能量團即所謂的「丹田氣」。一般而言，唯有以武入道者才會將鍛鍊丹田氣的整個流程練完，大部分的人都只練到「氣到丹田」而已。

練丹田氣有一個最辛苦的步驟——閉氣，正統功法練功初期一口氣先閉十三秒，功夫進步了再改爲十七秒，再進步再改，最高是一口氣閉二十一秒。爲什麼要閉二十一秒呢？因爲經過實驗得知，試管裡的靜脈血注進氧氣之後，輕輕搖動，經過二十一秒鐘時靜脈血轉爲鮮紅，顯示氧氣與血液在二十一秒的時間內能夠充分融合。因此，練功閉氣二十一秒不但能讓氧氣與血液完全混合，丹田裡的血和氣也能經由陰陽交融作用使血液氣化。如再利用功法使穴道旋轉，便能大大提高丹田的密度，產生很強的腹壓將精氣送往全身氣脈。

同時，由於閉氣的效應，身體含氧、含氣量急速提升，會產生很高的溫度，也會大量流汗。在練這個階段的功夫時，地上的汗水經常要用拖把來拖，而且汗水的味道又酸又臭，顯示積藏在筋骨皮肉中的污穢都被沖洗出來。

但是，唐代以來有不少人反對閉氣，如《王說山人服氣新訣》、《張果老服氣法》、《胎息精微論》等書都持反對態度，認爲強行閉氣，易致瘡癰等疾。這些道理都對，但是閉氣如果佐以能讓我們流汗、排濁的功法，就不致產生那些疾病。

在【氣功留言板】上，我提供給網友練習的一些簡單功法有時候也要閉氣，我將標準降得很低，一口氣才閉七秒，結果還是有網友向我抱怨，說他練一、兩口就快喘不過氣了，簡直快死掉了，我只好教他閉五秒就好，總不能降到三秒吧？閉三秒一點火力都沒有，有閉氣跟沒閉氣一樣。由此可見，閉氣是很辛苦的，但是，練丹田氣不閉氣，功夫便無法成長。明朝《嵩山太無先生氣經》所載的練氣訣，教人在閉氣難耐時可以停下來喘氣，一般人可以採用這種練法，但正統功法在一呼一吸之間是不能中斷的。呼吸中斷，功夫就不容易進步，半途喘氣就比方在蒸包子時，你不斷掀開蒸籠蓋，包子永遠蒸不熟。

一般人平常呼吸的換氧率都很低，不超過五分之一，但練功時，每次呼吸都經過一、二十秒的閉氣，可以提高換氧率達數倍，使我們體內的蛋白質、脂肪得以充分燃燒，不致產生乳酸堆積而變成酸性體質，可以提高身體代謝效率，減少生病的機會；而且身體充分含氧，厭氧性的癌細胞也不容易滋生。更何況，閉氣練功時，身體所產生的熱度動輒超過攝氏三十九度以上，而癌細胞在攝氏三十八．五度就難以存活。國畫大師張大千的弟子楊銘儀曾當眾表演「化雪神功」——他打坐時，能將方圓一公尺內的冰雪融化掉；還有人在冬天打坐時，頭頂會冒煙，這都表示練功的人周身能夠散發出很強的熱力。廣欽老和尚的傳記記載，某日早晨太陽未升前，他曾在野外草地打坐，其身體四周數丈之內草地乾燥，無露水痕跡，可見四周露水都被老和尚身上發出的熱力蒸化了。一般人認爲老和尚是唸佛得道，其實應是唸佛加靜坐之功。

關於丹田氣的機制和功能，道書、丹家鮮少提及，原因是建立丹田氣非常辛苦，俗話說：「有意練功，無意成功。」練功要有堅強的毅力，持之以恆，終有一天在無意之間將功夫練成。一般而言，只有武術氣功的心法才能將丹田氣建構得很緊密穩定，符合《內經》所說的「陽密乃固」的標準。而且，丹田氣必須時常照顧它，否則會上浮散亂，或「陰陽離決」，所以制氣、住氣又成爲令人費盡心思的一大難題。

柳華陽《金仙證論》說：「靜為元炁，動為元精。」丹田中的氣，有精也有炁，在練氣時以動靜做爲用精、用炁的區別。練出丹田氣之後，如果光用心電去催動它，頂多能輸出百分之三十的能量，絕大部分的能量必須靠導引、打拳、運動等等肢體活動將元精布滿全身。換句話說，要運用元精就必須動，身軀肢體用力，丹田氣就會往用力的部位流動供應，肢體活動不懈，才能常保身體強健。

建立丹田氣，就好比在體內自備發電機、充氣機一樣，它隨時都可以運轉，讓氣血在四肢百骸、五臟六腑之間順暢流動；我們平常如果感覺體能衰退，身上污濁，就可啓動丹田氣貫注全身，很快的就能達到恢復體能、排除濁氣的效果。醫學界一直在尋找青春、健康的祕訣，實際上，鍛鍊丹田氣所能發揮的功用勝過任何醫療行爲。

第四章

練精化炁

練精化炁的原理

談完練氣化精之後，接下來談練精化炁。練習氣功能不能夠得炁，是整個練氣過程中的一個大關卡，好比鯉魚躍龍門，越過這個關卡，才眞正碰觸到氣功的核心。

《性命圭旨》云：「道也者，果何謂也？一言以定之，炁也。」說得明白，道就是炁，道家稱得炁這個境界爲「得道」，這個名詞中的道是比較狹義的，並非指宇宙本體的道，證入宇宙本體稱爲「成道」。古人說：「久坐必有禪。」「有禪」也就是得炁的意思，僧人禪修得炁，古人也稱之「得道高僧」，如果硬要加以區別，禪修得炁何不稱爲「得禪」？

近代修佛的人還創造了一個單詞叫「法喜充滿」，一般將之解釋爲「身體輕安而生歡喜心」，其實，充滿表示灌注、輸入之意，而且既然稱爲「法喜」，就不是指凡人的歡喜心，法喜應解釋爲「得到法的能量而心生喜悅」。我猜測，也許這是從前一位僧人靜坐得炁之後進入氣功態時的感覺，因爲得炁時全身充滿氣電感，身體輕飄飄的非常舒服，可謂愉悅無邊，因而創造了這個單詞，後人沿用時並不明白其中眞意。

古人的丹田跟現代人沒什麼兩樣，經常呼吸吐納吸氣到丹田，同樣會發熱、上火，氣字從气、從米，表示氣是由空氣和營養結合而產生的，經過特定的方法鍛鍊之後，氣發生變化，氣中的火氣不見了，所以古人將它稱爲炁，炁從旡、從火，這是一個會意字，意指沒有火氣的氣。修道家每日最少要打坐幾個時辰，進入緊要階段則是「小靜一日，中靜三日，大靜七日」，閉關甚至長達幾個月、幾年，如果用含有火氣的氣，豈不是引火焚身，怎麼受得了？當然是要用無火的炁。

宋明理學家半天讀書半天靜坐，其原理跟修道家又不一樣，理學家靜坐基本上是《大學》「定靜安慮得」的延伸，類似現代人的鬆靜靜坐，或者直接坐忘，沒有從呼吸吐納、導引等基礎功夫練起，也無行氣守竅，不懂排濁納清，因此自古極少出現理學家「超凡入聖」的記載。

精在什麼情況下會變成炁呢？黃元吉在《樂育堂語錄》中說：「以呼吸神火燒灼元精於丹田之中，久之，火力到時則變化生焉，神妙出焉。」長時間鍛鍊丹田中的元精，火候到了元精就會「神妙出焉」而化炁；黃元吉又說：「以神為主宰，以息吹噓，不久那丹田中忽有一股氤氳之氣，蓬勃之機從下元湧起，漸至於身體，始猶似有似無，不大有力；久者浩然氣暢，至大至剛，有充塞天地之狀。自亦不知此氣從何而始，從何而終，此即精化炁時也。」以上兩段話很明白的指出，元精產生以後，將它守在丹田，藉助呼吸的烹煉，久而久之即會產出炁來，炁的產生是從無到有，從小到大，修道家稱這個過程爲「煉礦成金」，也就是從人呼吸的凡氣中煉出一點眞氣來，好像用紅爐火將礦石煉出眞金一樣。

炁剛出現時很微弱，孟子稱之爲「平旦之氣」，但是它會越養越強，這就是孟子說的「我善養吾浩然之氣」，這浩然之氣，可以直養而無害，與文天祥所說的「於人日浩然，沛乎塞蒼冥」的天地正氣同一性質。爲什麼孟子說浩然之氣直養而無害？因爲炁是磁場、能場，不管能量多高，都不會傷身；但精氣過盛時就會傷人，所以我們可以斷定孟子所說的氣，應該是炁才正確。

上文提到，我們吸氣進入丹田，經過累積、鍛鍊之後，元陽會形成一個能量團，長期守著這個能量團，它就會不斷向中心集中而提高密度，分子之間開始相互激盪而產生變化；同時藉由腹部與背後的膨脹與收縮，前陰後陽穴道一開一闔相吸相斥，能量團逐漸出現漩渦旋轉而產生磁場，這就是練精化炁的基本原理。

孟子說：「志者，氣之帥也。」這裡所指的氣既能聽命於我們的意志，所以這種氣應該寫做「炁」，跟後天氣的成分不一樣，因爲後天精氣是由心控制的，而炁是由意控制的。練精所產生的炁，其成分及功能近似磁場，當然它還包含許多其他的元素，古人沒有磁場、能場的觀念，一律把它通稱爲「氣」，其實應該是「炁」才對。《入藥鏡》中「先天炁，後天氣」就明確的將氣劃分爲兩種，磁場是沒有熱量的，練氣所產的磁場，若要以古代的名詞來描寫，應該用沒有熱量的「炁」才正確。基本上，我們在讀古道書時，將「氣」字全部改爲「炁」字就差不到哪裡去，因爲前輩修道家談的大都是先天氣，很少人在談後天氣。

「炁」這個字用得最正確的，應屬伍沖虛《天仙正理直論》這部書，書中說：「無中恍惚，若有一炁，是名道炁，亦名先天炁。」又說：「所以長生者以炁，所以神通者以神。」伍沖虛這些話已道出能量層級的觀念；此外，丘處機所創的龍門派，其後期的傳人也都用炁這個字，龍門派的經典在描寫修道進程時都寫的是「練精化炁，練炁化神」。炁與後天氣不同，已屬高層能量，用炁來布滿全身或者用來繞行周天，都不會上火，所以，「練精化炁」這個說法應該是無庸置疑的，不該寫做「練精化氣」。

在元朝張三豐作的《無根樹》丹詞中，說明人身生於氣，而氣生於虛無之境，像一棵無根樹。本來，樹都是先往下長根深入地裡，再生出樹幹，然後長出枝葉往天空伸展，但是人的神經系統總樞紐在腦部，腦部是根，以脊椎爲主幹向下分枝，恰似一棵倒著生長的樹，故曰「無根樹」，其能量來自天上，與世間萬物的生長法則恰好相反，所以《丹經》說：「順為凡，逆為仙，只在其間顛倒顛。」練氣修道就是要反其道而行，人從出生到死亡是物質界的規律，如果能違反這個規律，逆行返回到出生前的本來面目，即進入永恆的世界。

《張三豐先生全集・道言淺近說》：「凡丹旨中有先天字、真字、元字，皆是陰陽鼎中生出來的，皆是杳冥昏默後產出來的。」丹田就是陰陽鼎，所以丹田產出來的「炁」，也就是先天氣、眞氣、元氣，這都是同義異名，《無根樹》裡所指的氣，就是這種炁。基本上，存在人身體內的能量稱爲氣、精、炁、神，在這些能量之上各加上一個「元」字，成爲元氣、元精、元炁、元神，就是指天地間的能量，這種分法，可讓我們在論道時易於分辨及了解。

練精化炁用意不用心

練精與練炁必須運用不同的意識層次，這是現代人最難以理解的一個基礎理論，甚至古代不少修道家也缺乏這個觀念，但是，如果不把這個原理釐清，在練功過程中發生的許多現象便無法解釋。

在進行最初步的練氣化精時，我們是用心將後天氣之中的元陽帶進丹田，但進入練精化炁的階段，就不能用心了，用心將造成火氣過旺。炁之字意既爲無火，而心屬火，所以伏炁不能用心，而須用意。換言之，心不是炁的意識主宰，意才是炁的主宰，所以《胎息經注》說：「意是炁馬，行止相隨。」即表示意可以領炁，意之所之，炁必相隨；孟子也說：「夫志至焉，氣（炁）次焉。」

關於「意」這個意識層級，有幾個古代高眞也曾討論過，張三豐《大道論》說：

「意者何？即元神外之用也，非元神外又有一意也。」伍沖虛《仙佛合宗語錄》也說：「元神、真意，本一物也。」但這種論法我認爲不妥，意就是意，神就是神，豈可混淆？其中的不盡合理之處，清朝黃元吉也發現了一些蹊蹺，他在《樂育堂語錄》中說：「靜則為元神，動則為真意。」前文說過，元神的主宰應該是性，性是純然的靜；但是意卻是「似動非動，似靜非靜」，意是用來守竅行氣的，守竅行氣的動作就非全然爲靜。動與靜屬於不同的意識層次，掌控的能量也不同，將神與意視爲一物，道理上是說不通的。

心是後天識神，只能用來控制元陽與元精，而且用心所產生的是武火，武火過於猛烈，不能用來練炁，練精化炁要用文火，才能長期薰蒸溫養，文火就是用意，心和意是不同的。我們平常的用語「心想事成」、「意在言外」，絕不可以把它顛倒過來說成「意想事成」、「心在言外」，因爲用心想和用意想採用的是不同的意識層次——用心想，想的是具體的事物；用意想，想的是空靈的觀念。練功凡是運用到「若有若無」、「不即不離」的心法時，就是在用意，而不是在用心。心在身前，意在身後，兩者處於對應位置，心、意是兩種不同的意識主宰，這個道理丹書中很少說明，必須功夫到達某個境界之後，才能體會兩者的不同。

心與意之不同，我們再舉出如下現象加以說明，《樂育堂語錄》說：「有為而為者，識神也；無為而為者，元神也。識神用事，元神退聽；元神作主，識神悉化為元神。」這裡說的元神，應該是意才對，心和意各管各的，心和意不能同時使用，用意時就不能用心，用心時意就消失，所以叫做「識神用事，元神退聽」。有些人在靜坐時本來全身充滿氣感，可是一經受到打擾，或者心念一動，氣感就散失退藏，其原因在此。元・清虛道人輯錄的《五篇靈文》說：「身心無為，而神炁自然有所為。」意思也是說在全身放鬆、不用心時，才由無爲的意接管，神炁才會起作用。

這裡便凸顯了一個很重要的觀念：在氣、精、炁、神各種能量之間，必有一個「屏障」加以區隔，要指揮不同的能量，必須切換意識，才能跨越能量與能量之間的屏障。因爲後天氣與先天氣的能量層級不同，因而必須採用不同的用事主宰意識，所以練炁時必須用意，不可動心。

由於練炁時身心不可動，所以要選擇僻靜之處靜坐，避免打擾，這就是《張三豐大道指要》所說的：「煉己於塵俗，養氣於山林。」宋、金時期，中國北方民間修道風氣特盛，由於修練在入定及出神兩階段不能驚動，必須道伴守護，因而形成許多小規模的修道團體，修道的四大要件爲法、財、侶、地，其中的「侶」字即因相互護持的需要。

武術家在此一階段的練功目的又與修道家不同，修道家的目的單純在提升能量及意識的層次，武術家則除此之外，還要通脈布氣，增強內力。武術家練的是丹田混元氣，在練武、對敵時用精偏多，因爲需要利用精的動力；反之，靜坐、守竅時則是用炁偏多，因爲開通穴道、行氣走脈時精炁混用，只需少許的精氣。武術家與修道家所用的心法也有很大的差別，修道家凝神守竅、河車搬運，但武術家重在與天地能量的相應及連通，採天地能量據爲己用以增加威力，武林祕笈之所以寶貴，即因增強能量的武功心法極爲珍貴難得。

在練氣修道的過程中，因爲所運用的材料不同，所以用事的意識主宰也不同，就以道家的練氣公式而言，材料變化的程序是氣→精→炁→神，而用事意識主宰的進程是心→意→性，主宰爲什麼少一樣呢？因爲整個練化過程只有三個步驟：練氣化精→練精化炁→練炁化神，所以用事的主宰也只有三樣，至於最後練神還虛的步驟，則已進入純然信息的境界了。

採藥與火候控制

在練精化炁的階段，到底要不要配合呼吸呢？還是需要的，但此時所配合的呼吸與練氣化精時所用的方法不同。《樂育堂語錄》：「一陽初動之始，切不可加以猛烹急煉，惟以微微外呼吸招攝之足矣。」這句話就明確指出練精化炁時呼吸搭配的要領，「微微外呼吸招攝」就是不可再用心將元陽帶入丹田，因爲怕火氣過大。《悟眞篇》也說：「受氣之初容易得，抽添運火卻防危。」指出在這個階段要懂得氣的調節，用火過多會發生危險。

練氣修道，火候的控制非常重要，就像烹調一樣，同樣的食材，能不能夠炒出一盤色、香、味俱全的菜，端賴火候是否控制得宜。自古以來就有「聖人傳藥不傳火」的說法，火候共分爲十八種，相當複雜，修道家都把火候控制的心法列爲最高機密，口耳相傳，不輕易向外人道破。

如果將火候的運用化繁爲簡，可以遵循《性命圭旨》所說的原則：「念不可起，念起則火燥；意不可散，意散則火冷。」此時靜坐要一念不起，一意不散，呼吸要緩慢細長，這就是老子所說的「綿綿若存」。說明白一點，練精化炁不必以心領氣下行，因爲心引進來的是充滿火氣的後天氣，並不是練炁的材料。

在這個時候進入丹田裡的材料還牽涉到「採藥」的問題，這裡頭的學問最大，訣竅最多。「藥」這個字，在道書中很難找到明確的定義，部分道家將之解釋爲「無形元氣」，而我認爲藥物應該可稱爲「靈體的構成材料」，其理爲何？父親的精子與母親的卵子結合，是三維空間物質的陰陽交媾，會孕生一個嬰兒；採藥的原理也是陰陽交媾，但不會孕生肉體，故應爲靈體。

全眞龍門派始祖丘處機《大丹直指》說：「龍虎交媾，便是藥物，一才有藥，如母有胎。」在這個階段，丹田裡的陰陽搭配很重要，牽涉到修道的成敗，自古以來，道書長篇大論所談的龍虎、鉛汞、坎離、水火……等等，都是在討論這個問題。至於採藥的方法，明．趙台鼎《脈望》說：「以炁攝精謂之藥。」因爲精爲龍虎交媾所生，這個說法跟丘處機的觀點相同。正統傳承的功法，採藥要講究時辰、節氣、方位等條件，藥物太老也不行，太嫩也不行；還有些修道家認爲採藥時必須「止火」，也就是不行呼吸之氣，因爲呼吸之氣有振動精炁之患，所以只能用意微微升降。

修道家認爲採藥最佳的時機在「子時」，《大丹直指》說：「採藥之法，人多以子時腎氣發生，午時心液降下之際行功。」子時又分「正子時」及「活子時」，夜晚子時一陽來復，叫做正子時；而一日內無論何時，陽物自然挺舉之際，叫做活子時，這兩種情況都是採藥歸爐的好時機。但是，男人修道有子時，女人修道又當如何？其實，不論男女，只要下丹田「靜中才一動」，有元氣發生的訊號，皆是活子時，這時候息氣凝神，輕輕提動陰竅會合丹田，以陰吸陽，然後丹田順時針旋轉幾圈，氣就歸爐了。

基本上，要先練「內藥」，才能採「外藥」。《樂育堂語錄》：「必內藥有形，外藥可得而採。內藥，吾身之元氣也；外藥，即太虛中之元氣也。」這段話很明白指出，我們要先在丹田裡面產生炁的種子，炁能引炁，才能招攝天地間的先天氣進入丹田，即如《大集經》所云：「盜得天地靈陽歸還於我形身之內。」換成現代用語，就是自己本身要先建立磁場，才能與天地磁場相應，從而將天地磁場引入體內。若以科學的角度而言，修道家經過意識的鍛鍊，將腦波的頻譜調整成爲宇宙波的頻譜，兩者便能產生同步共振作用，將天地能量引入體內。

基本上，藥物的成分爲眞陰眞陽，《五篇靈文》說採藥要訣在「神守玄宮，意迎牝府」，指的是心神守丹田能帶來眞陽（眞火），意守陰竅能帶來眞陰（眞水），眞陽眞陰一起歸入丹田是爲藥物；又有另一派的說法，柳華陽認爲採藥須用武火，以舐、吸、撮、閉四字訣導引入丹田，讓「藥物歸爐」，這個觀點與其他派別認爲「身心不動爲採藥」的說法大相逕庭。

如何進行溫養功夫？

《性命圭旨》：「精化炁者，由身之不動也。」《性命法訣明指》也說：「精炁本是一物，在練精時真炁就在元精內，因辨其動與不動，而二其名耳。」以上舉出兩位修道家的說法，意在說明動練精、靜練炁的基本不同之處。易言之，動爲心，練精用心；靜爲意，練炁用意。對於氣、精、炁、神四種練氣材料的區別，這裡有一個簡單的二分法：氣、精會讓身體動；炁、神不會讓身體動。但是，這不是死板板的分法，四種材料可以根據需要而調配混用。

練精化炁這個階段要採用靜坐的方式修練，身心皆不可動，因為身體一動，心也跟著動，炁就會退藏，我們在前文已談過，不同能量要使用不同意識運作的道理。明・萬尚父《聽心齋客問》云：「常守真息……，上至泥丸，下至命門，周流不已，神炁無一刻之不聚，此之謂溫養。」溫養也分階段，萬尚父這段話指的是較高階段的練氣心法，但我們現在要談的溫養是指「意守丹田」的養炁功夫，層次不同。

許多人練習氣功練了很久，除了身體比較健康之外，其他沒什麼感覺，「氣」是什麼東西也沒有概念，那就是尚未「得氣」（正確的說法應該是「得炁」），也就是古時候修道家所說的「得道」。修道的過程是學道→修道→得道→成道，人為假，道為眞，得不得道，是能不能被稱為「道人」的一個分水嶺。想要得炁，溫養就是最重要的一步功夫。

採藥之後，用意將精氣攝歸於下丹田之中，加以看守，令其積聚增長，這就是《悟眞篇》所說的「送歸土金牢固封」，將氣牢牢的封在丹田，意指這時候要長期意守溫養，靜待其變化，不使精氣搖蕩飛散。

《難經》註云：「丹田，性命之本，道士思神，比丘坐禪，皆聚真炁於臍下……。」守竅的用意在活化穴竅，使其產生採氣、聚氣、練氣的功能，人體能量的運作方式其實都是相同的，道家、佛家修練的方法都是意守丹田。《聽心齋客問》：「二氣醞釀交媾為神炁之府，即此便是一竅。」陰陽二氣在丹田裡交媾之後再加以溫養，便會產生神炁。丹田也叫「坤爐」，《五篇靈文》：「純陰用火，謂凝神下照坤宮，杳杳冥冥而得真炁發生……。」凝神下照坤宮就是意守丹田，丹田守久了，眞炁就在虛無飄渺、不知不覺的情況下產生，以上各家的言論都明白指出，練精化炁這一階段最重要的功課就在長期意守丹田，進行溫養功夫。

意守丹田的正確方法爲何？王重陽說：「安神定息，任其自然。」《五篇靈文》說：「卻先天至陽之炁發現，別無他術，只是一靜之功夫耳！」雖說一靜，但還是要講求功法，「守」是一種意念的運作，它就不可能純然爲「靜」，守丹田的方法還是以《樂育堂語錄》說的「不即不離，勿忘勿助」最爲簡單明瞭，意思是不能守太緊，但是也不能片刻離開。守太緊上火，忘了守則火冷，因此火候的拿捏非常重要。

溫養最需要清靜，現代人生活繁忙，居住環境喧鬧吵雜，因此在這一階段很難克竟其功。溫養也叫烹練，它需要很長一段時間，就像燉雞湯一樣，須用文火慢燉，所以《樂育堂語錄》教我們的方法是：「一心意守下丹田，下丹田如有氣動感時，仍以一念收攝，不許他紛馳散亂；如無氣動感時，仍堅持凝神調息。」這裡所說的「氣動感」，是因爲丹田長久聚氣之後，會產生一個能量團，這個能量團即道家所說的「一陽初動」，也就是丹田開始覺得「有物」，它會運動，讓人產生氣動感，並能與天地間的震波相應而發生震動；有些人丹田守久了，還會突然見到丹田處有如放煙火一般，夾雜著爆炸聲，產生「丹爆」的現象。不論丹田發生什麼狀況，只要靜靜地守著即可。不但丹田中的能量團會動，丹田氣旋轉時還會出現一個八卦，在八卦尚未定位之前，兩個五行相沖的卦位會出現相互拉扯的現象，好像女子懷胎時的胎動，這時仍然要堅持意守不放，靜待精化為炁。

丹田是一片，空盪盪的，守起來不容易鎖定目標。丹書說丹田在臍下一寸三分，其實那個位置是「關元穴」，意守丹田即是意守關元穴，守一點才有焦距，等練成混元氣之後，才有能力守一整片。

精為什麼守久了會化炁呢？那是因為我們把眾多的陰陽粒子聚在一起，用文火長期溫養，會使陰陽粒子因內聚交媾而產生變化；關元穴屬陰，它的對應穴道是背後屬陽的眞炁穴，一陰一陽兩個穴道相吸相斥，就會產生磁場；《性命圭旨》說：「凝定氣穴，常要回光內照，照顧不離，則自然旋轉。」意守日久，丹田就會以關元穴為中心開始旋轉，就像馬達陰陽兩極旋轉發電的原理一樣，久而久之，氣就會逐漸變成類屬磁場的炁，這叫「氣海運轉」，旋之又旋，眾妙之門，氣海旋轉久了就能得炁。

另一方面，武術家還有不同的練法，為了增加精氣的強度和爆發力，利用「精關運轉」的功法純粹練精，發動丹田氣上提到胎元，向後打到命門，再下行經過眞炁、仙骨、尾閭、陰竅，回到丹田是為一圈。經常繞行精關，能讓骨盆一帶充滿勁力且運轉靈活，成為一個發力中心。

在這兒我們還要談談女丹——女子修道的方法，因為女子天性屬陰，容易聚炁伏炁，所以修練比男子成功更快。據道書記載，女子修道成就最高者應屬金代的孫不二，孫不二原名富春氏，是王重陽的大弟子馬丹陽之妻，王重陽想要收她為徒，富春氏原本還愛夫戀家不肯修道，後來王重陽經常進入她的夢裡現出地獄的景象嚇她，加上夫婿也極力勸說，終於將她度化。孫不二在長安「築環堵修行」，砌一堵高牆把自己圍起來修練，得道後號清淨散人，夫婦同為王重陽座下北七眞弟子，兩人經常在一起討論九轉丹法，這對神仙伴侶成為道林一大佳話。

《孫不二女丹詩注》一書中說：「男子須三年做完者，女子一年即可趕到。」男子炁穴在丹田，女人炁穴在膻中，一般道家認為，女子若依男子以意守丹田，恐有導致血崩之虞，所以要用陳致虛《悟眞篇注》所載的「太陰煉形法」，其中最重要的兩個功法是守膻中及「斬赤龍」，斬赤龍就是要讓月經停止，回復童體，但斬赤龍之後即不能懷孕生子。清代賀龍驤編成《女丹合編》一書，匯集了女丹功法的寶貴資料，顯示自古以來婦女已建立獨特的修行方法。

古代的女修道家除了孫不二之外，比較出名的還有東晉世稱南岳魏夫人的魏華存，以及唐代的吳彩鸞、胡愔。但是孫不二所說的修道功法跟男子沒什麼不同，她也是主張用後天氣下降丹田以誘取先天氣。女丹修練應該在經期停功，放鬆靜養，至經血盡淨即可練功。丹田氣足時，男子有洩精過多之慮，這跟女子怕血崩的道理差不多，其實女子在練丹田氣時不要過度擠壓拍打即可。我曾看過一個歐巴桑，練了幾年丹田氣之後，「衰容返壯」，不但皺紋消失，而且皮膚白裡透紅，變得很年輕，這就是練精之功。

現代婦女爭相尋求玻尿酸、胎盤素及其他各種成分的保養品來美容，但這些保養品大都只有短暫的效果，身體的機能也沒有改善；唯有練氣，皮膚才有自然的光澤，才能眞正留住青春與健康。不過大部分的道書都說，女子修道之後，會「乳房縮平，女化男身」，現代女人看到這句話之後，大概是寧死也不肯學了。

柳華陽《金仙證論》說：「精歸源……當久久以呼吸薰蒸，精方能化為炁。」這「久久薰蒸」的溫養時間需要多久呢？三個月、半年、一年不等，因人而異，我自己則是守了半年，這段期間內行住坐臥都要守著它，片刻不能離開，「道不可須臾離也，離則非道也」。

古人認爲入山修道，避開俗事的干擾才能清心練功，所以許多隱居山林的修道人自稱「山人」。現代人一面工作，一面修道，如果不是一心向道、毅力堅強，實在很難達成這個任務。怎樣才算溫養順利呢？標準是看有沒有「得炁」，炁是一股能量流，得炁的人感覺很清楚，可由意念任意控制，但是沒有得炁的人，任你說破嘴也無法體會，這就是爲什麼老子要大嘆「道可道，非常道；名可名，非常名」的原因了。

古道家云：「欲得長生，先須久視。」得炁之後，並不是從此就可以不練了，炁會減弱退轉，久不練甚至會消失，但是得炁之後，如果精、炁同練，我們平常可照常工作，只要分點神看著它就好了，這就叫做「伏炁」。如果要功力不斷進步，最好還是要每天撥一兩個鐘頭專心練功。

守竅、開竅也分有好幾個層次，即所謂的「旋外旋，旋內旋，旋中旋」，穴道在旋轉時，氣越集中能量越高。守竅效果不佳時，可以利用「穴道對參法」加快穴道聚能效果。穴道都是一陰一陽對稱的，比方說關元對眞炁、胎元對命門、心竅對夾脊、玄關對靈台，所謂「對參」，就是用心意帶動兩個穴道的能量來回衝撞，就像鐘擺一樣，頻率大約每秒一次，用對參的方法比較容易啓動穴道，等穴道發動之後，即可開始溫養。做溫養功夫時不可守太緊，長久死守不放，會產生不治怪症，飯不熟尚可添火，飯燒焦則無可救藥，所以陳攖寧認爲溫養「寧可不及，切勿太過」。總之，練精化炁的要領就在長期細心控制溫養的火候。

第五章

練炁化神

神是什麼？

要談練炁化神，首先要明白「神」是什麼，它的性質爲何？功能爲何？

因爲在練炁化神之後，接下來的最終階段是練神還虛，「還虛」這兩個字表示「神」可以脫離我們的身體而進入虛空，返回宇宙本體。易言之，當我們把體內的能量練化成「神」的層次之後，「神」即可以離開我們的身體而自由行動，因此，《易．繫辭上》云：「陰陽不測之謂神。」神已非陰陽可以拘束；有謂「聖人無命」，命理陰陽之術無法預測。道書裡面經常提到有些修道家可以「出神入化」、「神遊天下」的例子。而且，《性命法訣明指》說：「純陽之神能生慧，自有六通之驗矣。」天地之形成，清陽上升，濁陰下降，人爲清陽、濁陰之合體，含陰越多，層級越低，反之含陽越多，層級越高，氣功修練到純陽階段，即能出現各種神通，其能力已超乎人類的經驗範圍。

莊子在《逍遙遊篇》提到有些修道家可以：「乘雲氣，御飛龍，而遊乎四海之外。」高人所展現的各種神通，並非無稽之談。在大門派練功的徒弟，常在睡夢之中見到幾百年前的祖師爺來幫忙開穴道，第二天醒來穴道還痛得要命，但是這種事情說給旁人聽，必定被譏爲瘋子。

由於神可以來去自如，因此，神不受地心引力、空間距離等等條件的拘束，甚至其壽命亦不受侷限。人類的身體屬於三維空間的物質界，物質的基本結構是陰陽的結合，「神」既可以脫離物質界，它就不是陰陽的結合體，而是古代修道家所說的純陽之氣，是所謂的「先天一氣（炁）」，道家稱之爲「黃芽」。

先天一氣是什麼呢？《孫不二女功內丹次第詩註》：「一氣者，即先天陰陽未判之氣，至於分陰分陽，兩儀既立，則不得名為一氣。」生命源於陰陽的媾合，是靜的陰將動的陽包在裡面，但這種結合有半衰期，到了一個期限，它的結構會慢慢瓦解，會循著成、住、壞、空的規則進行，這是自然界的規則。但修成先天一氣就可脫離這個規則，進入能量不滅的境界，這就是修道的終極目標——成神成仙。

「神」既然不受三維空間的限制，它的運動方式就非人類可以想像，猶如螞蟻是二度空間的生物，牠們就無法想像三維空間生物的運動方式。我們所說的特異功能，即是異次元空間的運動方式，亦即修道家所稱的「妙」。老子在《道德經》說：「常有欲，以觀其竅；常無欲，以觀其妙。」「有欲」就是心意，心意還沒有脫離陰陽，所以用來守竅；但是要觀妙境，就必須停用心意而「無欲」，進入更高層的意識層次。呼吸也牽涉到陰陽，所以在進入「神」的範圍，也要拋開呼吸，進入胎息。總而言之，在「神」這一階段，生命完全是由先天能量、信息在運作的。

在練氣化精的階段，是用心服氣；在練精化炁的階段，是用意伏炁；經過層層修練，氣一步一步地提高層級，用事的意識主宰也相對一一改變，到了練炁化神的階段，既不能用心也不能用意，心、意須全部放開，也就是要完全的入定，進入空無的境界，這時的意識就由性管轄。

《孫不二元君法語》胎息詩說：「炁復通三島（即上中下三丹田），神忘合太虛。」這句話是說：練炁時還要到上中下每一層的丹田裡修練，但一進入神的範圍，便要全都忘卻，意識、能量都脫離肉體，才能進入宇宙本體。因此，這時候的用事主宰應該是「性」，入定坐忘即是性主事，性屬先天，儒家「存心養性」，佛家「明心見性」，道家「修心練性」，由心入性即是由後天返回先天，由凡軀成仙成佛。神仙也分許多層級，有人仙、地仙、天仙、大羅金仙，根據古書記載，自古以來也有不少修道家、禪修家即身成仙成佛的例子。

後天返回先天的途徑

修道的目的在於由後天返回先天，要達到這個目標，最實際、最直接的辦法，就是找出原來「先天轉後天」的入口，再循著老路的相反方向回去即可。

先天轉後天的入口在哪裡呢？父精母卵結合之後，在娘胎裡最先成形的是肚臍，肚臍即是人身的原生點，也是先天轉入後天的入口，從哪裡來就從哪裡回去，所以肚臍也是由後天返回先天的途徑。有一回弟子問王重陽：「如何是道？」王重陽回答：「五行不到處，父母未生時。」他認爲人是陰陽混雜之物，也就是物質界的五行元素構成的，這種合成物「莫不有數」，亦即有其生存年限，只有練成純陽之體，回到父母未生之前的原來面貌，才能與宇宙同體而進入永恆。「炁」是先天氣，人身修練出先天氣之後，即可以與宇宙中同類頻譜的能量相應共振，尋到返回先天的路徑。

練氣修道，要懂得「次第功夫」，亦即要懂得「升階」。進入練炁化神的階段必須「移爐換鼎」，也就是要離開練命的大本營丹田，換個地方修練，因爲練命與練性的工廠是不一樣的，這個新工廠在哪裡呢？道家前輩說：「前對臍輪後對腎，中間有個眞金鼎。」此即爲鍛鍊神炁之處。

《樂育堂語錄》說：「惟煉離宮陰精，使之化氣，復守腎間動氣使之不漏，不知移爐換鼎向上做煉氣化神功夫，雖丹田氣滿，可為長生不老人仙，然氣未歸神，神未伏氣，有時念慮一起，神行氣動，仍不免動淫生慾。故曰：修命不修性，猶如鑒容無寶鏡。」這段話的涵義是說：丹田爲爐，胎元爲鼎，我們在丹田裡練出精、炁之後，雖然可以讓我們長生不老，但這尙屬於修命的範圍，如果我們沒有移到胎元修練，把精、炁化成神，終究還是會受到凡心慾念的左右，所以要離開丹田移到肚臍修練，才能練炁化神，否則就像要整容時找不到鏡子一樣。

明代陳繼儒《養生膚語》所說的「抱神以靜，氣氣歸臍」的練功心法，即是練炁化神的要領，目的在溫養、開發生命的能源中心。肚臍原本是由性轉命的據點，當然也是由命轉性的據點。

肚臍又名「胎元」、「神闕」，在母體時，嬰兒的肚臍就具有吸收能量及營養的功用，而且能夠運用胎息吸收天地的元氣，所以嬰兒的胎元尚屬於性、命的綜合領域。嬰兒出胞斷帶之後，肚臍縮進去一寸三分，落在人身的正中之處，久而久之，它吸收先天氣的能力就逐漸退化。我們在練氣時意守肚臍，經過能量的溫養，肚臍就會重新活化。肚臍聚能時會產生「臍波環」不斷旋轉，出現先天八卦，而其對應的背部命門則出現後天八卦，肚臍是陰陽媾合的生命原點，先天一氣在這一點轉成陰陽，所以要讓陰陽再返回先天一氣的狀態，捨此別無他途。

《入藥鏡》王道淵註：「先天炁者，乃元始祖炁也。此祖炁在人身天地之正中，生門死戶……」所謂的「元始祖炁」也就是先天一氣，它的坐落位置在人身的正中之處；尹眞人《寥陽殿問答篇》也說：「臍輪之後一寸三分，真元落於此處，號曰天心，又名神爐，乃胎仙元命之根，是故又號天根。」這個生命的原生點又名規中、黃庭……等，異名繁多不勝枚舉。清初名醫馮兆張《馮氏錦囊》也說：「身中一竅，名曰玄牝，受氣以生，實為神府，三元所聚，精神魂魄會於此穴，乃金丹還返之根，神仙凝結聖胎之地也。」以上這些言論都指明由肚臍進去這個穴竅最初是「受氣以生」，但又是「金丹還返之根」，所以它是質能轉換、人天接軌、超凡入聖之處。

我們在前文曾談過「丹」的位置，現在我再將這個生命原生點的位置說得更清楚一點：其位置在「乾之下，坤之上，震之西，兑之東，坎離交媾之鄉，一身之正中」，乾坤震兌就是東西南北四方的意思，所以它居於人身的正中心，這一身之正中，位置就在臍內一寸三分的地方。我們守竅時守這個地方，就會吸引四面八方的能量往此集中，晉朝道士蘇玄朗活了三百餘歲，他是詳論內丹煉養的始祖，他所說的「還丹」，就是指人體中的「丹」聚能的現象，精氣神還本歸源，這就叫做「歸根復命」。《玉清內丹寶籙．百竅說》云：「人之一身，氣宮三百八十四，臍中氣穴，為三百八十四宮之主。」易言之，臍中進氣，即是全身進氣。以穴道的功能而言，靈台吸天的能量，陰竅吸地的能量，胎元則吸萬物的能量，《清靜經》云：「人能常清靜，天地悉皆歸。」高人入靜，天地日月山川的能量都會經由穴竅進入身體。

歷代道書關於這個生命原點的論述非常多，但是用語都非常抽象，它的異名也有數十種，如果不明其中原理，讀起來不免令人頭昏眼花，丈二金剛摸不到頭腦。道行較高的人，可以在人體中心看到一個純能量的小光點，進入這個小光點，便可回到宇宙的本體源頭。

因此，在練功時，「正位」的功夫非常重要，前文說過，天地萬物皆由幾何圖形所構成，東西南北爲四正，四正爲罡，其中心點所匯集的能量叫做罡炁，這就叫做「十字路口出神仙」。我們要將身體內的四正去對應天地的四正，才能與天地能量共振。這就是爲什麼中華民族最崇尚一個「中」字，因爲居中居正才能得正氣。《參同契》云：「坎離匡廓，運轂正軸。」人身中的坎離這條縱線，正是人身能量運轉的軸，而臍中正是軸心。

道家把人身的丹田分爲上丹、中丹、下丹，其實我們可以將臍中視爲中心點，加上靈台、陰竅，將人身畫成一個大丹田，把天地人的能量連通在一起。如果依照這個幾何圖形來看，三丹應在靈台、胎元、陰竅才對，是爲人身的三個聚能中心，而非道書丹經所指的頂、心、臍，至於下丹田則爲守竅修丹之前的練氣之處。

天地由幾何圖形構成的原理，已有人將之運用在醫療上，例如大金字塔爲釋放能量的強力幾何結構，一位埃及政府部會管理建築的官員花了二十五年發展「生物幾何科學」，發現在「生物圖記」上，每個點對應於個別器官，可改變其附近的能量場，就好像電流經電線一樣。他使用一系列五百餘個幾何圖形符號，爲各種疾病提供「補足性治療」。中國八卦的不同方位具有不同五行的能量，我認爲，生物圖記即是八卦幾何圖形的運用。

我因為肝、膽有些先天性的病症，在建立靈台到陰竅這條縱線時，被肝氣吸引而稍微向右偏斜，長久以來，吸入的天電經常若有若無，後來經師長調正之後，穴道、線路才得以對正，能量便順暢源源而來，可見幾何圖形的線條如果不對正，練功就會產生障礙，不能與天地能量相應，此即「因形定氣，因氣定位」的道理，我們將身上的線條擺正以後，尋找氣的來路去路，感覺到氣通了才能確定是正確的位置。因此，我們靜坐時的姿勢必須遵守「尾閭中正，腰直，胸涵，肩沉，頸直，頭正」的原則，腰部絕不可傾斜，還要收下顎對準膻中，氣才能順利周流。

身體有病會干擾、牽引、消耗能量，並造成能量流向的偏差，這也是未修道必須先治病的原因。不論有沒有練功，我們平日要盡量維持身體端正，最好不要駝背，如果你的頸背腰桿經常打直，自然可以導氣流通；晚上睡覺睡墊也不可太軟，枕頭不可太高，以免睡覺時脊椎彎曲；此外，許多人在打電腦時姿勢歪歪扭扭，尤其頸部容易折曲，阻礙血氣通行，成為「肩頸症候群」一族，長期以往將影響健康及視力，並加速老化。

丹這個元始祖炁所處的位置形狀像一個寶瓶，瓶口朝下，它是由無入有，陰陽交媾產生物質的原生點，因為是單點，所以沒有陰陽對應，能量可以源源不絕由瓶口進入。它像一個黑洞一樣可以無限吸收、儲存能量，而且可以將能量放射全身，因此修練先天一氣必須守竅此處。老子說：「多言數窮，不如守中。」練炁化神就是要「守中」。練功進入坐忘境界的時候，全身都不見了，只見臍中有一顆黍米狀的東西不停旋轉，宇宙是旋轉不息的，人身此處與宇宙相應，也是旋轉不息。

在《伍柳仙宗》這部書裡面提到一個很特別的觀念：「元神雖居中田，卻連合下田二炁，以為妙用。」伍柳派認爲拘泥單守一田，神炁會發生滯礙，所以要寂照中下二田，相與渾融，化爲一虛空之大境，叫做「二炁相助」，與武術氣功的心法有其相通之處，其間的區別僅在於中丹、下丹主從關係之不同。唯有啓動胎元，才能讓全身神經充電，但是光啓動胎元催動力又不夠，因此必須胎元及丹田一起啓動意守，精炁合用，全身細胞開始感應電能，穴竅、氣脈陸續打開，青春長壽的奧祕盡在於此。但練氣初期，中丹、下丹二氣相連卻是最大禁忌，其間利弊僅一線之隔，這個功法乏人指導切勿自行盲修瞎練。

胎元是肚臍，往裡面一寸三分才是元始祖炁之處，我們在練胎元時，能量會循著肚臍兩旁的臍靜脈連接到背後的脊椎，供輸能量進入脊椎以強化神經系統，並影響脊椎兩旁的臟腑俞穴，經由俞穴輸送能量進入五臟六腑，提升臟腑的功能。在練氣的過程中，胎元的確是一個非常重要的據點，常保胎元靈活，能量的供應便源源不絕。此外，與胎元相對應的命門穴，是爲十二經之主，主控五臟六腑的運作，其重要性與胎元不相上下。

練炁化神的心法

練炁化神用的功夫即所謂的「丹鼎法」，以陰竅爲鼓風機，以丹田爲爐，而人身正中那個瓶口朝下之寶瓶是爲鼎，我們在丹田升起爐火，然後薰蒸眞炁進入寶瓶，進行長期的溫養修練，這個階段就叫「抱元守一」，修命與修性的界限就在這裡轉換。

在呼吸要領方面，練炁因爲不配後天氣，所以呼吸採子升午降的心法。《金仙證論・風火經》：「一吸自下而上，子升；一呼自上而下，午降。」原本宇宙運行的規律是天陽下降、地陰上升，《禮記・月令篇》就說：「天氣下降，地氣上升。」但在練炁的心法中，其觀念須加改變，天雖屬陽，但天陽下行爲陰，這叫做「天陰下降」；地雖屬陰，但地陰上行爲陽，這叫做「地陽上升」。練炁階段，吸氣時導引地陽上升，呼氣時導引天陰下降，跟呼吸吐納時的方向是完全相反的。

道家所說的「進陽火，退陰符」，即指地陽循著脊椎督脈以六個波動爲基數跳躍上升，天陰循著任脈以四個波動爲基數跳躍下降，所以說「六進陽火，四退陰符」。實際上，這個階段的呼吸，方法與練功初期的呼吸吐納不同，跟口鼻的進出氣沒有關係，只是採用呼吸的動作來配合天地能量的升降而已。

鍛鍊神炁的呼吸心法是：「呼接天根，吸接地軸。」這裡所謂的呼吸只是藉用呼吸的節奏，呼氣時，用意從天上導引能量進入任脈，流經湧泉入地；吸氣時，用意從地底導引能量進入督脈，流經靈台通天。採用這種呼吸法，天地能量由我們的頭頂、腳底進出，使得天地人三者的能量相應連通。莊子說：「真人之息以踵，眾人之息以喉。」即在說明眞人與凡人呼吸法之不同，《性命圭旨》將莊子這句話的「踵」解釋爲「其息深深」之義，後人也都沿用，但我認爲，眞人的確是用頭頂、腳底呼吸的，能夠進入這種呼吸境界的人，常感腳底生涼風，我們將手掌擺在其腳底下，隔著皮鞋都可以感覺從湧泉穴吹出來的氣。

採用這種呼吸法，久而久之，先天炁便氤氳布滿身中，一開一闔，遍身毛竅與之相應，呼吸則越來越微，後來甚至不覺氣之出入，進入胎息狀態，道家認爲這是功夫進入高層境界的表徵。《樂育堂語錄》說：「呼吸息斷，元息始行……上接天根，下接地軸，綿綿密密，久久溫養，於臍腹之間一竅開時而周身毛竅無處不開，此即為胎息。」練炁的呼吸法，練久了呼吸會逐漸減弱，以至停止而轉爲胎息。

《抱朴子內篇》：「得胎息者，能不以鼻口呼吸，如人在胞胎之中。」母親的血液雖然能夠供應胎兒氧氣，但天地間還含有其他種種能量，必須靠胎兒的胎息自行攝取，有人即認爲，丹田內有神龜，可以吸取眞氣。《太微升玄經》說：「氣絕曰死，氣閉曰仙。」道家認爲，以後天口鼻呼吸則有生死，進入胎息即斬斷後天生死之路，可以長生成仙。

老子曰：「致虛極，守靜篤。」又曰：「專氣致柔，能嬰兒乎。」練氣時神炁合一，入靜入定，自然息停，胎息是自然發生的，先秦時代部分修道人用「久閉不呼」的方法鍛鍊胎息，但此種功法易產生疾病等弊端，晚唐以後這種閉氣法就很少人練習了。

生物學家曾觀察冬眠的烏龜，發覺牠是利用小腸呼吸，其實烏龜冬眠用的即是胎息。根據調查，冬眠的動物比其他同體重的動物壽命長二十倍，美國地理學會曾說：「如果冬眠的奧祕被研究出來，人類便可活到一千四百歲。」動物冬眠皆採胎息呼吸，因此能夠長時間維持體能，我們所吃的食物皆取材自植物、動物，植物、動物在生長過程中吸取了天地的營養及能量，我們將食物吃下肚之後，便占有它們的營養及能量，這是間接的攝取；但是進入胎息呼吸時，人體可以直接吸取天地的營養及能量，不必再透過動植物的轉化，這是直接的攝取。

太古醫書《神農經》云：「食元氣者，地不能理，天不能殺。」食氣能讓人身體純粹無病，是不死長生之道，《神仙絕穀食氣經》、《抱朴子．雜應》這些書也舉出各種「辟穀之法」。有些修道人學會這些絕糧功夫而不飲不食，修道家在閉關入定也常須絕糧，即因身體能夠直接從天地間採取細胞所需的生物能量，即使在現代，我們在報章雜誌上也常看到此類的報導。這種特異功能有人是突然得到的，中國湖北一個姓熊的女孩子，有一回在田中割稻，吃過點心之後，突然大吐特吐，自此之後就不吃不喝，一直活得很健康；北京的丁靜小姐在聽了嚴新的氣功演講之後，也產生辟穀現象，多年來每天只喝少許開水；一位名叫徐杰河的氣功師甚至在大陸各地開班教授辟穀之法。現代人也常採用短期的「斷食療法」，主要的作用是在清除身體所累積的廢物及毒素，能對健康產生正面效應。

道家經典《黃庭經》說：「直到呼吸全止，開闔俱停，則入定出神之期不遠矣。」進入胎息之後，天地氣轉由中脈進出，中脈又名「靈脈」、「仙道」，爲無形的線路，而且線路只有一條，不像其他氣脈大都有陰陽對應，運行於中脈的純粹是先天能量與訊息。宋、元以後的道書較少提及中脈，中脈上應天心，下接地軸，修道的最終階段都是以中脈行氣，這叫「中黃直透」，走中黃者必是先天一炁，於靜極中自然直透，若以後天意念去導引升降，叫做「闖黃」，修道家都認爲闖黃後患無窮，不可輕易嘗試。現代坊間的氣功教室，有些老師標榜直接爲初學者開中脈，相當危險。

《樂育堂語錄》說：「凡息停而胎息現，日夜運起神火，胎息綿綿，不內不外，若有若無，煉為不二元神，此為練炁化神之火候。」在修練神炁的階段，入靜時間的長短與能量的提升有乘數效果，因此修道家在此時往往長期閉關修練，目的在不斷的提升能量，以期突破能量的臨界點而悟道成道。

第六章

練神還虛

何謂精氣神合一？

晚唐以來，道家丹書即把精、氣、神合稱為「三寶」，道教經典《太平經》也把精氣神合稱「三一」，都認為精氣神三者一體不離，互相依存。綜合各家的理論歸納分析，精氣神的相互關係大約有三種觀點：㈠翁葆光《悟眞篇注》：「神因氣立，氣因精生。」這是指依照道家修練公式練化相生的過程，精可以化氣，氣可以化神；㈡陸西星《心印妙經注》：「神之所至，氣亦至焉；氣之所至，精亦至焉。」指出在應用上，各層級之間的氣可以併用的現象；㈢古眞云：「神全則氣旺，氣旺則精全。」相對的是神耗則氣衰，氣衰則精疲，這是指各層級的氣相互依存的連動關係。

但是，以上這段文字所說的「氣」，都應該改為「炁」才對。氣的各種層級可依不同的需要而單獨或合併運用，比方說，導引、運動時單用精，靜坐單用炁，入定單用神；但也可以兩者併用，比方說，練武、通脈時用精、炁合一的混元氣效果最佳；修練到了最高階段，則是精炁神三者合一，達到「形神皆妙」的境界，這時，修道家就可以依需要任意調整意識的層次及能量的頻譜，得到極大的自由。

前文提到，能量之間有屏障區隔，必須切換意識才能指揮不同的能量，這跟精氣神合一的道理不是互相矛盾嗎？其實，修練達到某一程度的「功力」之後，能量及意識皆可跨越屏障，互相滲透。所謂功力，即是「能量強度及意識靈敏度的總和」，要練到精氣神合一，總要有幾十年的修爲。

進一步而言，修道家認爲「三寶」還可以分成先天三寶、後天三寶兩類，怎麼分呢？精氣神是後天三寶，在精氣神上頭各加個「元」字變成元精、元氣、元神，即是先天三寶，陸西星將這兩者的關係定位爲「先天爲體，後天爲用」，後天三寶爲人身所產，先天三寶則爲宇宙中的能量，兩者可以相應交流，是爲「天人相應」。

丹經道書對三寶的相互關係還有一個重要論點：就是在精氣神三者當中，唯有「神」獨具主宰功能，是爲三寶之主，《青華祕文》說：「金丹之道，始終以神而用精炁者也。」關於這個論點，筆者覺得值得商榷，曾在前文做過分析。

以上說的三寶，僅是人身三寶，功夫到了高層階段必須與天地交流，天地也各有三寶。「人身三寶」是精氣神；「地下三寶」是水火風；「天上三寶」是日月星。先修人身三寶，再修地下三寶，再進而修天上三寶，天地人三才同體，天地能量才能爲我所用。

修道練氣的主要方法有服氣、存想、守竅、煉神、修丹、導引等，此外還有辟穀、服餌、攝養、房中術等比較特殊的途徑，有人將之分門分派，中派始祖李道存崇尚修丹，把其他煉養方法稱爲「傍門九品」，其實除了服餌及房中術之外，其他各種修練方法都是可以綜合運用的。

修道家練氣的最高功法，就是要修成精氣神合一，《胎息經幻眞先生註》：「修道者，常伏炁於臍下，守其神於身內，神氣相合而生玄胎。」《悟眞篇》也說：「三家相見結嬰兒。」所謂三家相見，一般指的是精、炁、神合一，龍門派則指的是身、心、意合一。經過長期凝神炁穴，「息住於胎，內外溫養」，能夠養出陽神、元嬰。男子會結胎的現象，沒有經驗的人無論如何也不會相信，所以古人說：「男子懷胎笑煞人。」

練成精氣神合一的功夫，氣之精華上聚於腦，目見三星，道家謂之「三花聚頂」，再進一步則五臟眞氣上朝天元，出現慧命眞性光，謂之「五氣朝元」。

練神還虛了道成道

達摩在少林寺面壁九年，全眞派創始人王重陽則是在陝西挖了一個三丈深、名爲「活死人墓」的洞穴，在洞中苦修二年而悟道；其弟子丘處機在磻溪開鑿長春洞，晝夜不寢，苦修六年而出陽神得道；另一弟子郝太古則於沃州石橋下面靜坐六年而修成九轉內丹。

長期閉關，已屬入定練神的階段，《申天師服氣要訣》說：「冥心絕慮，萬慮都捐，覺口中津液香甜，為入定之候。」練氣到了這個程度，會出現眼見彩光、耳聞天音、鼻聞異香、口中甘甜等現象，天降甘露時，其滋味之美妙更是言語難以形容。

明・陸西星《心印妙經注》：「靈明知覺之謂神。」神的性質類屬靈光、信息，能量及意識的層級已經純粹屬於先天領域，形體不能侷限，異次元空間出入無礙，並出現各種神通。練神的功法有所謂的「安神祖竅」，祖竅位於兩目之中心點，直通腦部之中央，亦即上丹修練的領域，道家稱爲腦仁，亦即現稱的松果體，爲練神修性之處。

道家修練公式的最後一個步驟是練神還虛，當我們的氣修練到與天地的能量屬於同一性質，即如《元氣論》所說的：「一者，真正至元純陽一氣，與大道同心，與自然同性。」在天人一體的情況下即可以進行「還虛」的工程，伍沖虛云：「虛也者，鴻蒙未判以前無極之初也，即本來性體也；還虛也者，歸復無極之初以完夫本來之性體也。」「虛」原本即是我們所由來之處，修道的目的只不過是返回我們本性故鄉而已。

練神還虛是如何一個狀況呢？清代道書《唱道眞言》有一段陽神還虛的敘述：「陽神透頂之後，在太虛之中，逍遙自樂……」亦即老子說的「天門開闔」，頭頂百會穴天門打開，陽神隨之飄然出竅。陽神是什麼呢？陽神「聚則爲形，散則爲炁」，唐代道士施肩吾《西山群仙會眞記》描寫陽神說：「如嬰兒大，瑩潔可愛。」陽神初現要隨出隨收，以免迷路，須經三年乳哺（定神溫養），始得老成，自可通天達地，來去自如。

出神分「陽神」、「陰神」兩種，至於兩者的區別在於陰神是無形的，陽神則能隱能顯；《仙佛合宗語錄》說陰神只具五通而不具漏盡通，陽神則具足六通。一般說的靈魂出體（out of body）指的都是出陰神，唯有修道人在經過長期閉關面壁的「寂照」功夫之後，才能成就陽神，練神還虛指的就是出陽神，丘處機《大丹直指》這部書載有出神的練習方法，只有陽神可以跳出頂門，棄殼升仙。

修性與修命

在中國幾千年的歷史裡面，道家文化的精髓即在心性之學，專著專文千篇萬卷；加上歷朝論道有合佛的，也有合儒的，金元之後還有儒釋道合一的全眞派；宋明理學更將心性之學解釋爲人文的「內聖之學」，如果將這些論述蒐集起來，庶乎可以堆成一座山。但是，坐而談不如起而行，光講理論沒有實修終究還是落空，古人理論談得夠多了，因此本書不談心性之學，專談實修功夫，但是在實修的過程中仍有些觀念必須釐清，其中最重要的就是修命與修性到底有什麼不同？

我們可以含糊籠統的說，修命是後天，修性是先天，《五篇靈文重陽祖師註》裡面有一段話可以做爲練氣的基本理論，書中說「先天若無後天，何以招攝？後天不得先天，豈能變通？」人身屬於後天，我們必須利用身體製造先天的種子，才能將先天的能量引進身體；如果我們只鍛鍊身體，而不引進先天能量，就無法產生變化。

修性與修命，是練氣修道的兩大領域，兩者最粗略的分別方法是：命指的是身體，性指的是靈性；若以現代科學的方法做比方，我們可以將命視爲電腦硬體，將性視爲軟體，生命是硬體與軟體的合作，缺一不可。有些道家是以氣的層級來分，例如王重陽說的：「神是性兮，氣是命。」王重陽這句話，照我的解釋是：精氣屬於命的能量，神炁屬於性的能量；也有的道家是以修行的功法來分，《大丹直指》說：「金丹之祕，在於一性一命而已。性者，天也，常潛於頂；命者，地也，常潛於臍。」這裡指出了修命、修性的分界點，人的原生點在肚臍，肚臍以下的功夫都跟人身壽命、健康有關，故屬修命的範圍；肚臍以上，部位越高越與意識、信息有關，故偏向修性的範圍，到了頭頂則純屬修性的領域。

以上這種區別法，若以現代人的眼光來看，分界有點模糊，也許不夠科學。我認爲，不如以「陰陽」做爲性與命劃分的界線，元．牧常晁《玄宗直指萬法同歸》：「道在太極前謂性，炁之付物之謂命。」這句話將性與命劃分得很清楚，「付物」之意即在言明陰陽交媾之後產生的物質，進入三維空間的物質形體是命，而在尚未分出陰陽兩儀之前的一炁是性。

《內經》說：「人生有形，不離陰陽。」人爲陰陽所生，凡屬人身的健康、壽命皆脫離不了陰陽，不論是用氣的材料或功法，例如穴道一前一後，吐納一呼一吸，行氣一升一降，凡涵蓋在陰陽領域者皆屬命功。修成先天一炁之後，已純屬高層意識與信息的運作範圍，換句話說，凡脫離陰陽領域者皆屬性功，所以李道純《全眞集玄祕要》說：「一炁判為兩儀，即人之立性立命故也。」這句話就很清楚地劃定性與命的界線，先天一炁是性，陰陽兩儀是命。

但是，因爲在修練的過程中，物質中有能量，能量中有物質，而且經常是精氣神合用的，所以性與命之間有重疊的灰色地帶。根據實際修練得知，修命的陰陽功法大都只到肚臍爲止，大部分的時間都在丹田用功；修性的最高部位則在腦部的「天谷」，《黃帝內經》：「天谷元神，守之自真。」天谷這個藏神之府，是爲超凡入聖的修性之地。因此，以陰陽、一炁來劃分性與命，或用肚臍、天谷來劃分性與命，道理並無相違之處。

中國自古以來，大部分的道派都主張性命雙修，認爲「形神俱妙」才是修道正途，但有些修道家偏重修命，如葛洪、陶弘景、孫思邈等人；有些則偏重修性，如成玄英、李榮、司馬承禎等人。如果再進一步細分，有主張「先命後性」的，如張伯端、呂洞賓、翁葆光等；也有主張「先性後命」的，如王重陽、丘處機、陽道生等，大體上道家北宗主張先修性，南宗則主張先修命。

其實，形與神是二而一、一而二的，其分別只是在不同層次能量的變化而已。根據量子物理學家的理論，物質是由振動的場所構成，易言之，物質是粒子、心靈能量一致性的脈動所造成的幻相，這個理論與佛家、道家視色身爲假的觀點相同，因此，色即是空，空即是色，性與命不過是物質與能量之間的轉換。

修命與修性孰重，歷代修道家眾說紛紜，各有主張。一般傳統的說法，道教是「以命宗立教」，從保命長生下手；佛教是「以性宗立教」，以思想解脫爲極致。但一開始就練性，終究難以捉摸，呂洞賓《敲爻歌》說：「只修性，不修命，此是修行第一病。」他又在《三寶心燈》一書中提出更詳細的說明：「今人每以修性為禪家所宗，不知修命即修性，修性即立命。命到終時，天地生我陰陽之數已盡，如何挽回？」依呂洞賓的觀點，認爲人身爲陰陽所生，陰陽媾合的結構在經過一段時間之後會衰老、崩解，就如佛家說的人身是地水火風四大假合，生命經過成住壞空的過程，終有一日會復歸塵土。

因爲人身會毀壞，所以道家稱之爲「假」；而先天的本我卻是永遠不滅的，所以稱之爲「眞」，道家稱修道爲「修眞」，得道之後稱爲「眞人」就是這個緣故。「天地盜我，我盜天地」，人身會毀壞，即因氣被天地所盜，所以人要長生，必須盜取天地之氣。

道家認爲，修道之初我本凡人，凡體爲假，所以要「藉假修眞」，先由修命做起，以免身體毀壞了，修練也就失去了憑據，故曰：「修性不修命，萬劫陰靈難入聖。」意指如果在還沒有即身修成之前，身體即已毀壞，便要不斷輪迴重修，況且下一輩子是否會繼續修練還在未定之天，哪一世可以成道難以預測。《回光集》云：「千年鐵樹花開易，一失人身再復難。」此身不向今生度，更向何生度此身？所以修道要先修命，保命的用意在爭取修練的時間，以增加即身修成的機會，亦即先掌握生命，再求超脫生命。易言之，人必須把握今世的生命，充分利用肉體的學習及修行，以提升我們的靈性層次。

王重陽的大弟子馬丹陽就認爲應該在命中養性，他在《金玉集》一書中說：「性命不由天，斡旋陰陽全在我。」他認爲修練要由自主掌控陰陽著手，性命是由自己經營的，如果光修性好像要靠機緣，成不成由老天決定，不免令人迷惑。趙避塵《性命法訣明指》也說：「既云逃生死，復將生死大事置之度外，任其輪迴生死，豈不南轅北轍？」意思很明白，既要了脫生死，卻認爲生死不重要，不斷地投胎輪迴，實在沒道理，因此必須即身成道、成佛，才是眞正的了脫生死。

此外，比較另類的主張還有兩種：㈠宋末元初李道純把修練分爲頓漸兩途，他在《中和集》中說：「夙有根器，一直了性，自然了命也。」他認爲上根利器者可以修頓悟法，直接從了性著手；而一般人「不能一直了性，必須先了命後了性」，資質較差的則必須從練化精氣的漸修法入手。(二)東晉時代的葛洪，號抱朴子，主張修命就好，他因爲是貴族，生活幸福，並不願意離開人間而成仙，遂在《抱朴子・對俗》中說：「求長生者……本不汲汲於升虛……若幸可止家而不死，亦何必求於速登天乎？」他認爲，一個人若可以不死，就不必急於登天成仙，顯示他對於人生的眷戀與執著。我們當然不必向他看齊，不過，若以現代人的眼光來看，人們的想法多數跟葛洪一樣，修練氣功的目標在袪病健身，已經很少人奢談登眞成仙。

況且，修命的功夫也比較容易掌握，道家南宗代表人物張伯端，號紫陽眞人，他在《青華祕文》一書中說：「先性則難用功，先命則有下手之處。」主張漸修而見性，叫做「以命取性」，因爲修性的境界虛無飄渺，少有程序可以依循，好像登山沒有階梯，卻要一下子就跳上山頭一樣；修命則有由淺入深的功法可以下手，修到什麼境界自己較易掌握，山頭不論多高，階梯不論幾千階，沿著階梯往上爬雖然辛苦，但總是比較實際。佛家認爲身體是臭皮囊，可以棄之不顧，以致很多僧尼百病叢生，由於受到身體的牽制，禪修的過程也發生了許多阻礙。

禪修講的是頓悟，但大部分的道家否定有實際上的頓悟存在，認爲那是累世漸修的自然結果。丘處機在《寄西州道友書》中說：「刹那悟道，須憑長劫煉磨，頓悟一心，必假圓修萬行，今世之悟道，宿世之有功也。」丘處機把修道修禪比擬爲農家積粟、商人聚財，都是累世積存出來的，他認爲一個凡夫俗子短期禪修是不可能頓悟成佛的。關於丘處機的觀點，我們可以解釋爲能量及意識都是由低層級朝向高層級漸次提升的，當能量、意識升達臨界點之後，頓悟只是臨門一腳。在我認識的道友當中，部分練功成就特別快的人，一看前世，大都已修了好幾輩子，一樣功夫別人費盡吃奶力氣練個半死，他們卻一點就通，而且親近道的機緣也特別好。

佛乘宗世界弘法總會李善單會長在一次演講中指出，人類的修練是由生物能→氣能→靈能，在氣能與靈能之間有一層以太（ether）禁網，能否突破以太禁網，是爲超凡入聖的關鍵。要突破以太禁網，取決於念力的強度，易言之，不論修佛修道，如果無法累積能量、提升意識，一切都是空談。由此觀之，所謂的頓悟，指的是突破禁網的一剎那，由於念力強度是修練得來的，所以頓悟的契機也是經由漸修而來的，一個從未修練的凡人，如何有能力去突破以太禁網？除非這個人已經過累世修行，他的能量已到達臨界點，缺的只是臨門一腳，一經高人點化即可開悟。因此，「頓悟」不應該解釋爲「覺悟佛法的精義」，而應解釋爲「體悟佛法的境界」。

廣欽老和尚唸佛得道，很多人去請教「唸佛三昧」，他會說一段在福州鼓山唸佛繞樑三月的故事給你聽，方法很簡單，但後來卻不曾聽說有人再因唸佛而得道。廣欽老和尙生活單純，幾乎長年處於「半閉關」狀態，他經年累月在靜坐中唸佛，能量、意識不斷提升，唸佛時所發出的念波可與佛祖相應，最後終於開悟得道。

至於《達摩血脈論》說：「若不見性，念佛、誦經、持齋、持戒亦無益處。」這句話應該是倒過來講的，若說必須見了性，唸佛才有用，誰辦得到？所以達摩這句話意思是：既然不見性唸佛無用，那你就專心的唸，努力的唸，一直唸到見性爲止，那麼，唸佛就變成有用了。廣欽老和尚也不是見性之後才開始唸佛的呀！因此，所謂「唸佛三昧」，應該指的就是「老實唸佛」，亦即唸佛必須清靜、專注、長期。有些人這會兒唸佛，回過頭又跟家裡那口子吵架，或者拿起電話指揮營業員在股票市場殺進殺出，個性、習性不改，唸佛一天熱三天冷，唸一輩子也不見效果。

佛家雖不練化精炁，但是在眾多的禪定方法中，也有類似氣功的六妙門、寶瓶氣等練氣功夫，其實古時候的僧尼燙戒疤，也是利用痛覺集中意識的作用來開穴通脈。四川佛教協會副會長賈題韜在《佛教與氣功》一書中就說：「佛家所提倡的修持方法，基本上都是氣功家所必由的途徑。」佛家的調息等於簡易的道家練氣功夫；佛家的「入定」及「禪波羅蜜」跟道家的練神功夫也沒多大的差別。其實，佛、道的修練原理並無不同，據傳呂洞賓就曾參訪黃龍晦機禪師，相互印證，因而開啓禪、道雙修之端。

道家北宗之首王重陽主張先性後命，號稱「三分命，七分性」，王重陽認爲：「若能證得法身，何患色身不妙？」其實這種說法有疑義，我們只看過童顏鶴髮的道士，但從未看過童顏鶴髮的高僧，其理何在？因為炁不能養形，養形用的是後天的精氣，必須從呼吸吐納吸氣入丹田，並利用導引促進氣血流通這些基本功夫入手。

練精可以化炁，但練炁不能化精，更何況，「服氣」用心，「伏炁」用意，沒有經過特殊訓練的人無法心意併用，靜坐練炁的人一動心，炁就消散了。一個得炁的人，如果要他再回頭從呼吸吐納、鍛鍊丹田氣開始練命，基本上可能性很低。總而言之，因為能量在人的身上會出現「元神馳，元炁散，元精敗」的現象，所以必須「神補其神，炁補其炁，精補其精」，每一層級的能量明確分工，各司其職，所以每一層的氣都要練，不可能練一種就通吃。

在各家道派之中，最願意將練功心法公諸於世的，首推北宗全真派，尤其到了伍沖虛、柳華陽的「伍柳時代」，更將心法編纂成《天仙正理直論》、《仙佛合宗》、《慧命經》、《金仙證論》等書問世，嘉惠後人。但很可惜的是，這些書的內容大都是有關修道後半段練炁、練神的功夫，對練氣、練精的入手功夫卻極少觸及，讓後人無法據以入門。

初步的修命功夫是呼吸吐納加導引，這個階段吸進丹田的是氣和精，但是氣和精躁動易散，練的時候有，不練的時候就沒有，必須經過練精化炁的步驟之後，讓精和炁在丹田裡混合成爲混元氣，才是眞正的丹田氣。透過「以龍伏虎」的機制，氣和精才會乖乖的留在丹田不致飛散，這種丹田氣，隨時可練，隨時可用，也就是古人所說的「行住坐臥不離這個」，我們想要健康長壽，非建立丹田氣不可。靜坐得炁的人，由於沒有練精建立丹田氣，靜坐時有炁，但是離坐就無法隨心所欲控制體內氣機的運行。

道生一，一生二，二生三，三生萬物，換言之，大自然創生的過程是「由無到有」，我們要返回本體，應該還是由「由有到無」的相反方向修練回去才對。我認爲，最理想的修練方式還是「以武入道」，像少林、武當、崑崙、青城這些佛門道派武功都是很高強的，武術的好處是能夠建立一套完整的練命系統，讓練命功法成爲可以畢生練習的固定形式。很遺憾的，現代學佛的人光是誦經、坐禪，只靜不動，故爾百病叢生，其實學佛亦應習武，比方說，太極拳大家公認很好，如果佛家比丘都學拳，因爲出家人作息固定，打拳必然日久功深，性命兼修，對修行必然大有好處。

元初修道家杜道堅《道德玄經原旨》說：「天地大吾身，吾身小天地。」總而言之，我們在分析過道家「練氣化精，練精化炁，練炁化神，練神還虛」這個公式之後得到一個結論：宇宙是一個大天地，人身是一個小天地，宇宙能量有各種等級，它的頻譜非常寬，有科學已知的，也有科學未知的；同樣的，人身的能量也有各種等級，能夠與宇宙的能量共振相應，《金丹四百字》說：「此精氣神者，與天地同其根，與萬物同其體。」人身的能量與天地同源，我們經由修練追求「天人相應」，最終才能與天地成爲一體。

在道家修練公式中，若以練化機制而言，練氣化精階段主要用的是「累積法」、「鍛鍊法」，將氣累積、儲存加以鍛鍊；練精化炁，階段主要用的是「薰蒸法」、「滲透法」，將精溫養醞釀，並利用旋轉的方法加以磁化轉爲炁，滲透全身；練炁化神階段用的是「觀照法」、「共振法」，從陰陽結構轉變爲先天一炁，與天地能量相應而轉換空間。

若以功能性而言，我們平常呼吸的後天氣在肺部進行氧與二氧化碳的交換；精則在丹田推動血氣的運行、供給身體動力以及保護、強化身體，並用來清除經脈中的髒氣濁氣；炁則在提升神經的功能、活化細胞，並清除體內壞的能量、避免外來邪氣的侵襲；神則是在建立人身與天地能量的溝通管道，讓我們能夠返回宇宙本體。練氣的過程，目的在將氣轉化，由粗而純，由物質而能量，並隨著能量的變化而提高意識層次。

第七章

氣的面面觀

內外兼修的武俠

古人練武，小則可以行走江湖，除暴安良；大則可以拜將統兵，保家衛國。練武跟讀書一樣，都可以一展個人抱負，對國家社會的貢獻也不分軒輊。但自槍械發明之後，武術就漸漸沒落了，習武的人越來越少，中華武術眼看就要失傳。

不過，近年來武術另闢蹊徑，學武的人居然還可以拍電影、演舞台劇！李小龍、成龍、李連杰都紅透半邊天，成了國際大明星。不但如此，武學重鎮少林寺也出現了生態變化，自釋永信接任方丈之後，不但在全球廣設少林分寺，經常接受國際媒體採訪，還率領功夫表演團走遍全世界；此外，少林寺賣門票開放遊客觀光更賺進大把大把的鈔票，近期還成立「少林寺文化傳播公司」，開始承製電視節目，儼然已成為一個多角化的「跨國功夫企業」！話說回來，如果能夠以功夫養功夫，一面走入大眾廣聚資源，一面培養專業傳承血脈，倒也是發展武學的一條可行之道。

在民國六、七十年代，每逢政府招待外賓的宴會場合，常會邀請隸屬於中華國術會的「梅花拳推行委員會」安排兩個鐘頭的武術表演，表演項目包括拳術、兵器、對打、氣功等，跟少林寺來台表演的節目內容差不多；長久以來，台灣北部、中部許多大專院校的國術社都在學梅花武術。但大陸各省都設立了武術學校，台灣竟然付之闕如，政府如果有心振興武學，其實師資不虞缺乏。

中華武術能夠在全世界大放異彩，可見西洋人對中國功夫極爲好奇，我的一些朋友告訴我，他們到歐美旅遊，經常會有外國人要求他們展示中國功夫，在西洋人的心目中，認爲每個中國人都身懷絕技。武術的運用，無非防衛及攻擊，但人的體能終究有限，所以要練氣以增加強度及速度，中國人體型雖不如西洋人，但中國功夫堪稱世界第一，其原因即在於中國人懂得練氣，懂得將氣功運用在武術上面，增加了無堅不摧的威力，加上捉拿穴道以及巧妙的招式運用，使中國武術臻於藝術的境界。

談武術，免不了要研究肢體的運用機制。在三〇年代首位分離出維生素C的諾貝爾獎得主山特—捷爾吉（Albert von Szent-Gyorgyi）對「肌肉如何產生運動」這個現象就非常好奇，花了不少時間研究。也許你會說，研究這個問題不是笑死人了嗎？肌肉本來就會運動的嘛，但是我問你「肌力」是從哪裡來的，你答得出來嗎？爲什麼肌肉鍛鍊之後就會有力量？力量是如何形成的？就像我們的頭腦爲什麼會啓動思想，科學家都還找不到答案哩！

中國人自古就把「力」和「氣」結合在一起，深知有氣才有力的道理，沒有氣，筋骨皮肉本身是沒有能力運動的，科學家用儀器檢測得知，肌肉緊張時該部位的皮膚電位立即提升，這就表示氣到的現象。一個體型魁梧、肌肉結實的大力士，爲什麼在瀉過幾次肚子之後，變得全身軟綿綿？其原因是，筋骨肌肉雖不變，但是精氣洩光，力全不見了；等同此理，人生重病之後變得非常衰弱，也是氣虛的緣故，非要長期調養才能恢復。有功夫的人，在靠近病人時，常覺得病人是一個塡不滿的深淵，自己身上的氣不斷被病人吸走。

每個人在使用力量的瞬間，都會繃緊小腹，憋著呼吸，它的功用就是在把丹田中的氣貫注到筋骨皮肉來，如果小腹放鬆，任由呼吸出入，就會有「使不上力氣」的感覺。丹田是精氣的供應中心，所以力氣的操作中心在丹田，幻眞先生《諸眞聖胎神用訣》說：「丹田者，生氣之源。」武術家在防禦及攻擊時，都需要運用極大的力氣，所以武術內功的重點在不斷強化丹田氣，讓丹田氣的輸出量很大而且源源不絕。武術家時時刻刻都需要用到丹田氣，所以要不斷培養「內力」，功力才能隨著歲月增長，武林前輩一甲子以上的功力，豈是後輩晚生可以比擬的？

武術家與修道家對精氣的需求是不同的，武術因爲需要運用肢體攻擊及防禦，還要極快速的反應，所以用氣的心法不一樣。修道家只要丹田精足氣動時，便可改用意守的溫養功夫將氣轉化；武術家練氣則必須經過氣到丹田→氣滿丹田→氣壯丹田的步驟，上文已談到氣到丹田的方法，接下來的氣滿丹田，就是要把丹田的容積撐得比一般人數倍大，用的是拍打、撞擊的方法，要費好多功夫；至於氣壯丹田這一階段，更要進一步把丹田的密度增高數倍於一般人，用的是陰陽吸斥、磁場旋轉的方法，讓氣不斷的往氣海中心匯聚集中，使得丹田電容不斷擴大，並能承受極高的電壓，達到「氣充於中，力貫於外」的境界。

練武的標準課程是三年功架兩年拳，外加兵器、對打短則四年長則六年，再接下來才開始練內功，逐漸進入內外兼修的高級階段。武術家力能扛鼎、掌能劈石，這些能力也是一步一步鍛鍊出來的，由於有丹田氣支應，而且可以藉用天地的能量，因此鍛鍊的效果可以不斷向上延伸，以致幾乎可達無堅不摧的地步。在功力增長的進程中，需要很堅強的毅力及吃苦的耐力。功夫的增長就像竹筍的嫩芽要突破硬殼冒出頭一樣，每一節都必須用盡力氣，練功必須要不斷突破層層關卡，因此，大俠也是練出來的，絕少像小說、電影裡面描寫的情節，主角得了祕笈、靈藥或由前輩灌輸功力之後，一夕之間突然變成高手。

武術家內力的高低如何判別呢？武術家用的「內力」來自丹田，他們的丹田經過特殊鍛鍊，非常強而有力，所以武林前輩說：「丹田者，氣力之府也，欲精技擊，必健丹田。」你看過少林寺僧表演沒有？他們可以用巨大木柱撞擊丹田而毫髮無傷。武術家要把大部分氣脈、穴道開通，與天地能量打成一片，幾乎全身可以進氣，使得進氣非常大量而且非常快速，心念一動，氣隨時可以充滿丹田及全身，所以能馳騁沙場，與敵人大戰三百回合，打不過癮還要挑燈夜戰。不會用內力的人打不了幾下就累得跟狗一樣，氣喘吁吁，手酸腳軟，感到「精疲力盡」，這就是丹田的精氣供應不及，如何能成爲大俠？

武術氣功練氣的方法像刷油漆、上保護膜，是一層一層加上去的，因爲武術的重點在驅動肢體，也就是要讓肢體充滿力氣可以做工，所以要不斷的練，身體經常用勁的部位，氣會一次又一次的往該部位集中，以致越練越強；現代人在健身房裡鍛鍊肌肉，也是同樣的道理，兩者之間的區別在於武術家有丹田氣，一般人丹田裡沒有氣的庫存，大都調用身上其他部位的氣。

此外，與人過招，免不了挨幾下拳頭，所以練武要先學挨打，要挨得起打，就要往身上「布氣」，丹田氣練壯了以後，將氣運到身上來，利用各種練武工具拍打，因爲氣會往拍打的地方集中，經過長期的拍打鍛鍊之後，筋骨皮肉的強度就會不斷的提升，銅筋鐵骨就是這樣練出來的，練到一運勁，全身就有厚厚的一層氣保護的時候，就是所謂的鐵布衫了，至於刀槍不入，也並非迷信。在氣功表演中，我們經常看到氣功師身體不畏重擊，可以碎石斷木，就是精氣的保護作用。

在留言板上有一位網友問我，說他練拳練了十幾年，也沒練出什麼勁道，原因何在？我認爲其中要訣在於動靜之分，因爲任脈主靜，其功能在吸納能量；而督脈主動，其功能在運用能量，練武如果不會使用督脈，當然發不出勁道。靜坐用任脈，練武用督脈，不是練了氣功，肢體就可以發出勁道，而是要利用各種練功方法將丹田氣和肢體結合在一起，如果氣只是存在丹田裡，沒有將它與氣脈串流，散布到身上來，就無法藉用氣的威力。

《樂育堂語錄》：「虎者，猛物也，坎中空陽之氣。此氣純陽，陽者易動，有如虎之難防，此氣最剛，有如虎之難制，惟龍之下降可以伏此虎也。」武術即是利用精氣中陽的動能，但是陽難以控制，所以要進行下一個步驟練精化炁，達到精、炁合一的地步，用炁來控制精使其安定，服氣兼伏炁，精氣就能乖乖聽命，這就叫做「以龍降虎」。武術家有一句行話：「練成丹田混元氣，走遍天下無人敵。」混元氣即是精、炁混用的，這就是武術氣功的特點。

武術家在練外功的拳術、兵器時，用精偏多；在靜坐練內力時，用炁偏多。一般而言，練氣的要領是「靜時練意，動時練心」，但武術家行氣的方法是心意合用的，練外功時用心偏多，練內力時用意偏多，跟修道靜坐時純用意的方法有些不同。但是由武入道之後，跟修道家就完全相同了。

基本上，武術家的守竅與修道家的守竅方式也不太一樣，修道守竅目的在轉化能量，而練武守竅目的在增強能量。練武運用穴道時必須讓它高速旋轉，達不到一定的轉速時，進氣的功能就很差，像汽車的馬達如果轉速不夠就發動不起來一樣。修道守竅只要凝神專注任脈上的穴道即可，而練武守竅則大都是連同督脈上的對應穴道一起守，比方說，守關元就要配眞炁，守胎元就要配命門，所謂「六神統一」、「九九神功」即是多組穴道同時發動的，因此能夠產生沛然莫之能禦的能量。武術氣功以丹田聚氣，以仙骨發氣，背後與丹田相對的仙骨是氣的轉化中心，武術家的勁力是由此發動的，而且仙骨位於督脈的根部，經常鍛鍊仙骨，可以補充脊髓、腦髓的能量，讓神經系統極爲敏銳。一般人常覺得背後腰部以下的脊椎部位發酸，即是仙骨缺少能量的現象。

武術家在靜坐修練內力時，其實並不安靜，爲了瞄準穴道，拉直線路，武術家經常會在靜坐中扭動身體、調整姿勢，雖云「靜坐」實爲「動坐」。修道守竅專守一點，而武術家練丹田氣則是守丹田一整片，功夫高了再往上走，連肚臍附近一起守，進而再連胸部一起守，等到可以意守全身的時候，就可練出難以想像的高級功夫，但這是指進階功夫而言。在練氣初期，卻最忌下丹與中丹的氣連在一起，也就是氣不歸爐，會產生很多弊病。

人與天地的氣的交流是相對應的，本身的氣壯，採的氣才夠大，才具有威力。武術氣功練起來很辛苦，而且必須有人指導，自己是練不來的。武術家要使力氣，最重要的條件是要下盤穩固，所以在築基階段要經過幾年的紮馬步訓練，讓氣下行與地氣結合，使腿腳充滿勁道。換句話說，先在腿腳建立氣、力的根，之後全身的筋骨才能擁有很好

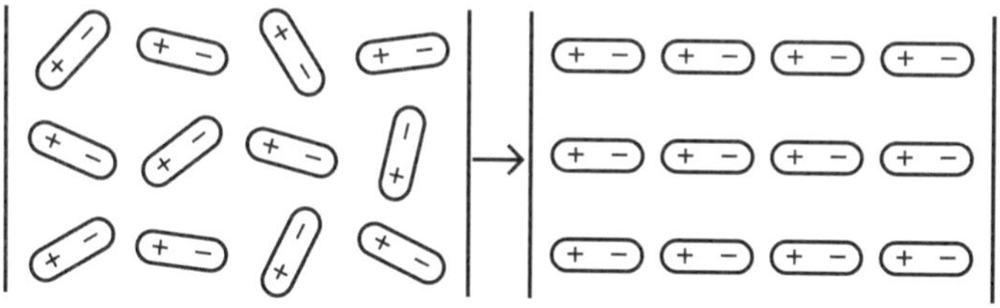

圖7-1　電介質的極化：氣場造成人體電極同步現象

的強度。

氣練足了之後，還有一項重要的步驟，就是要打通經脈、氣脈，讓行氣的管道暢通。打通全身經脈是整個練氣過程中最困難的工程，如果沒有正確的心法或經明師指點，很難達成這個目標。科學家實驗發現，人體雖然是一個導體，但各部位的電阻不同：人體的表皮因爲有絕緣的角質層，導電能力很差；導電能力最強的是體液，最差的是脂肪，如果再個別分析血液、血管、肌肉、骨骼、內臟的導電能力，情況就變得很複雜，更何況，人體的這些電介質有的是對高頻電起作用，有的是對低頻電起作用。不過，可以確定的是，人體組織中的大部分分子都是有極分子，一端帶有正電荷，另一端帶有負電荷，在沒有電場時，它們的排列是雜亂無章的，但是在有電場存在時，它們的排列變得很有規則，造成極化同步現象。（見圖七—一）

想要打通全身經脈，必須採用混元氣，因爲混元氣的頻譜很寬，可以適用人體各種複雜的電阻，而且，不論是物質性的濁氣或者是能量性的邪氣都可以起推動作用，不容易被阻斷。人體的分子如果能夠經常處於同步，則各組織的功能即能維持在最佳狀態，甚至能夠利用意念調整組織的運作。

此外，打通經脈還有一個心法重點，行氣必須由上而下同一個方向，人體的電介質才能排列整齊而極化同步。也許你會問，難道由下而上不行嗎？當然不行，天地氣由上往下是順行，而且打通經脈就是要排濁，排濁一律是由上往下排的。至於如何調動丹田裡的混元氣，讓它由上往下行氣，這可是要正確的心法才辦得到。這裡還有一個原則必須注意，頭部爲「神」所居，只適於高層、純粹的能量，較爲低層、粗糙的氣都不可上頭，以免損傷腦部。

武術最講究快、準、狠，不但要精炁合一的功夫練得很好，並要懂得配穴、架線路，用氣帶動肢體，發出強而快的力道。與人動武取勝的關鍵，最主要因素還是在於快速，名門大派都有獨特的發力祕訣，不必經過大腦指揮，經由背後陽線神經叢的反射動作，產生非常快速的爆發力，才能「敵將動我先動」、「後發先至」，克敵制勝，大將、大俠在群鬥之中如入無人之境，日本武士道電影中的高手能夠快一步將刀子招呼到敵人身上，憑藉的就是一個快字。

如何才能稱為高手？十幾年前，台灣在林口體育館舉辦了一個「世界武術研習營」，參加的都是來自世界各國的武術好手。中華國術會特地邀請了我們老師父開了一堂課，我在旁充當翻譯。課堂上，我看各國的英雄臉上都寫著一個問號，為什麼主講人是一個白髮蒼蒼、身材矮小的老頭？好不容易耐著性子上完課，來自荷蘭的高手馬上建議：「Master，可不可以示範一下？」老師父答應了。來到廣場上，只見魁梧的荷蘭高手比老師父差不多高過兩個頭，大家都為老師父捏了把冷汗，我則在一旁暗笑：「這老外要倒楣了。」因為師父偶而會教我們一些散手防身，他在示範時，許多師兄弟都嚐過與師父拆招的滋味。說時遲那時快，荷蘭高手也不客氣，呼的一拳就往老師父打來，老師父先是不動，待拳頭已到門面時突然出招。只見老師父一個迴旋，荷蘭高手就被制在地上動彈不得，而且痛得哇哇叫，在場的人沒有一個看清楚老師父是怎麼出手的。

一般的擒拿術大都只是控制大、中、小關節，但是高段的擒拿術還要捉拿穴道，師父告訴我們：穴道是氣血的交會中心，其電感跟其他部位的皮膚不一樣。擒拿高手動招時，手就像探測器一樣，不用眼睛看，一出手就可以感測到對手穴道的正確位置，立刻捉個正著，讓對手又痛又麻，根本使不上力氣。不過，擒拿術能達到這個境界的人，大概是絕無僅有了，這也是中華武術特別厲害的原因之一。至於點穴，則是用內勁阻斷對手氣血流經的路徑，讓對手無法動彈。不過，點穴有時候會造成氣血逆流，讓對方受傷吐血，甚至腦血管破裂而死，沒有行家指導，切勿輕易嘗試。

此外，內力高強的俠士，身體周圍能夠形成一圈氣場，氣場的圓周可達數尺、數丈甚至更遠，一旦有人進入這個氣場的範圍，俠士立可感知，易言之，周圍敵人的一舉一動都在俠士的掌控之中，不但敵人的出招意圖了然於胸，而且不怕遭人暗算。所謂藝高人膽大，高手與人過招能夠氣定神閒，從容瀟灑，即因立於主控地位。日本劍道高手宮本曾說：「練劍的最高境界，內心的鏡子會反應對手的想法。」武俠小說裡寫的掌風，亦即俠士能發勁傷人，原因是俠士身體的氣已與外界的氣打成一片，能夠一邊進氣一邊發氣，導引外界的氣流出擊，傷人於數步之遙，隔空點穴也是利用這個原理。

用意念配動作帶動身體磁場旋轉能產生很大的威力，例如太極拳是運用「掌勢披八卦，拳精在用靈」的心法，其發出的纏絲勁不是依靠肌肉的力量，而且要運用太極拳大師武禹襄所說的「以己黏人，力從人借」的技巧。金庸雖不會武功，但他在《倚天屠龍記》引用一句很重要的練拳要訣：「氣如車輪，週身俱要相隨，有不相隨處，身便散亂，便不得力，其病於腰腿求之。」這是太極拳的一個高階心法，語出李譜《太極拳論》，能量唯有在頭尾相接成為一個圓的時候才不會耗失，腰腿才能運轉自如，這就叫做「氣如車輪，腰如車軸」，但要練到身上的氣成為一個車輪，除了要有很高的功夫之外，最主要的就是必須懂得心法。一般民眾如果無緣習武，儘著眼於養生的話，靜坐搭配太極拳倒是相當理想，能夠動靜兼修，但是要持之以恆，每天至少要走個一、兩趟拳。

武功的高低，除了巧妙的招式之外，取決的是又快又強的力道。武俠小說裡面經常有眾家高手在爭奪「武林祕笈」的情節，因爲祕笈裡記載著高級的練功心法，一個武術家打通全身經脈之後，只要得知練功的心法，照著練很快就可以練成。心法就是功夫的設計圖，就像電算機、收音機的線路圖一樣，只要照圖裝配就可以了，但是要自己設計心法則非常困難，一旦得到祕笈，短期間內即可成爲高手，自己修練一輩子卻可能毫無進境。各大門派收到好徒弟都如獲至寶，因爲資質和悟性好的徒弟，能夠聞一悟十、指流知源，很可能在心法上有所開創突破，能夠提升本門武功，光大門派。

在傳功方面，大門派裡學藝的徒弟資歷非常重要，必須要到登堂、入室才聽得到高級心法，因爲小徒弟本身的精氣不足，經脈也沒打通，無法達到利用心法配線、配穴的要求，用高級心法練功反而害了自己。在大門派練功的徒弟，有時在睡夢中會清楚感受到祖師爺前來幫忙開穴道、指導練功，第二天早上醒來穴道還痛得要命，這種上師入夢指導的現象，密宗行者也常有經驗，密宗稱之爲「夢瑜伽」。

有一回網友問我一個問題，他說：「李小龍的功夫很強，泰拳師父打起拳來也是威猛無比，但是李小龍、泰國拳師爲什麼活不久？還有一些氣功師爲什麼也會因病早夭？」其實，我們要把武術家、氣功家、養生家這三者的角色劃分清楚，三者用功的領域各自不同，武術家、氣功家不一定是養生家。李小龍是很好的武術家，但是他忙著拍電影，忙著應酬，還用火電增強全身勁道，處處都在戕害自己的身體，他就不是很好的養生家；日本岡田氏是很有名的氣功家，但他忙著教學生，一天才睡四個鐘頭，全身濁氣堵塞經脈，所以會壯年早夭。因此，不是光會練武、練氣就可以高枕無憂，養生也是門大學問，得需細心研究。最高明的修練方式是由武入道兼習醫，武術、氣功、養生樣樣精通。

瑜伽與氣功

有一回我和朋友登五指山，看到一群人在路邊大樹下的軟墊上做肢體動作，我走過去問：「你們在幹嘛？」他們答：「在練瑜伽。」我心裡嘀咕：在這個地方練瑜伽怎麼妥當？其實瑜伽跟靜坐一樣，最好要在清靜的地方練習。道藏《神仙食炁金櫃妙錄》說：「凡行氣之道，其法當在密室。」意指練氣必須安靜，不宜遭受外界的干擾，《周易參同契發揮》也說：「心動則神散。」神散則氣散，這些在樹下練瑜伽的人，身旁有風吹草動，還有登山者來來往往，心神早就不知飛到哪裡去了，這樣子練瑜伽很容易受到傷害。

目前全世界瑜伽教室林立，學習的人不計其數，加上各種周邊產品大量供應，儼然已成爲一個龐大的產業。一般人都知道瑜伽的好處包括：強化肌力、塑身減肥、消除宿疾、減輕壓力，且能調整內分泌功能等等。瑜伽體位法的作用其實類似拉筋，《易筋經》云：「筋長一寸，命長一分。」因爲肝主筋，拉筋可以強肝。一般人練武、運動、跳舞、游泳之前都會拉一拉筋，就是將骨骼筋絡和肌肉做出超乎尋常的延展，讓身體柔軟度增加，以免活動時受到傷害，因爲身體僵硬會造成氣的瘀塞，全身柔軟則氣行通暢。

瑜伽的功能，一般最強調能夠強化肌耐力，但強化肌耐力需要能量，能量不可能無中生有。前文說過，身體的任何部位用勁，氣都會迅速聚集，當氣聚集到拉筋的部位時有兩個作用：一是「布氣」，調集氣來強化該部位筋骨皮肉的強度；二是「通氣」，該部位經過綳緊、鬆開之後，會促進氣脈中精氣的流通。有人實驗，在瑜伽修行者身體數吋之外，可以用手掌觸摸到氣的存在，也可以用儀器拍攝到周身氣場的形狀。因爲有氣的保護，筋骨皮肉在延展時比較不易受傷，自然也增加了身體的柔軟度。

武術家布氣的方法是：丹田鼓足了氣，將氣運到想要布氣的部位，例如手、腳、背部、兩脅等，然後利用練功道具加以拍打，目的在使該部位迅速通氣、聚氣。瑜伽術實施的體位法爲什麼能夠促進身體健康？其作用即是在利用身體緊綳與放鬆，以打通該部位的氣脈，如果方法正確，練瑜伽就是在練功，練久了也會有功夫。

因此，在練習瑜伽時，體位姿勢並不是重點，要領是必須靜心凝神，意守丹田，並用意指揮氣的供輸、運行，讓氣開竅通脈。如果能夠藉著練習瑜伽通脈行氣，身體氣行順暢，自然就有排濁功能，否則練了多年瑜伽，雖然體態曼妙，但是肢體酸痛，而且一身毒氣，膚色髒兮兮，依然無法讓人健康長壽。

練習氣功時，我們可以吸足氣，然後閉氣，綳緊丹田，全身用勁，並用心將氣帶到該部位，氣就能沖開阻塞之處，這個動作稱爲「閉氣攻病」。做瑜伽體位時如果也運用吸氣閉氣的方法，先閉五秒然後解除體位，隨著功力增加再改爲閉七秒、十一秒，閉氣時間一直往上加，一直到該部位氣行通暢之後，則可長時間維持體位，身體的強度必然大爲提升。中國的導引術也大都是姿勢加運氣。如果阻塞太嚴重，閉氣攻不開，則可在運勁閉氣的狀態下先找痛點施以按摩，再用空心拳加以敲打，讓病灶鬆動化開，一天做一次，幾天之後，氣就可以通過了。

瑜伽於東漢時與佛教一起傳入中國，但當時沒有引起很大的重視。瑜伽類似中國的導引術，中國歷代養生家針對治病部位的不同，也設計了各式各樣的練功姿勢，其中有許多動作與瑜伽相近，唐代司馬承禎《修眞精義雜論》一書介紹導引法十六式，其動作就很近似現代瑜伽的體位法。最先把瑜伽引進歐洲的，是曾在印度研修醫學的白人醫師艾斯迪安（S. Yesdian），瑜伽進入西方世界之後，逐漸脫離古典的形式，朝向與科學理論結合，衍生出蔓延全世界的現代瑜伽，其授課內容與柔軟操相差無幾，較少觸及練氣修行。

兩千多年前印度瑜伽祖師帕達尼里（Patanili）將瑜伽系統化，寫成《瑜伽經》一書，提出瑜伽修持之八階段即所謂的瑜伽八部功法，這瑜伽八部功法包含身體、心理、心靈的整體修練，其中的第四功法是呼吸控制法（Pranayama），就是控制生命的能量，讓人體從空氣中吸收宇宙的生命能（Prana）；第六個功法是心靈集中（Dharana），將心靈集中在身體特定的部位，如呼吸、丹田、鼻尖、眉心等，念而無念，以達靜心止念。第七個功法是禪定（Dhyana），讓意識寂靜靈明而入定，整個過程從心靈的集中法達到無念、無想、無心的狀態而進入空的境界，這些功法都和道家各階段的練氣要領差不多；在十七世紀，印度孔茶里尼瑜伽也有「氣脈學說」的記載。西元十世紀發展成立的哈達瑜伽（Hatha-Yoga）一派特別注重呼吸的練習，瑜伽與練氣的呼吸吐納並無二致。瑜伽修行者奇比克利休那著有《有關氣的瑜伽術》一書，即在討論瑜伽練氣的功法。

在古印度，瑜伽本來是一種修行，長年意守丹田能夠練成胎息，不用口鼻呼吸，還可以埋入土裡數日不死；報章雜誌經常報導，道行高的瑜伽行者還能靜坐升空。《瑜伽眞性奧義書》：「瑜伽師雖作蓮花式而坐，亦能在地面移行，更增進修習，遂能離地騰起。」一九七八年瑞士瑪赫瑞希研究所即做過實驗，在該研究中心的靜坐者可使身體騰空而起，科學家稱之爲「氣功飛行術」。《奧義書》又說：「更進修持不輟，則能飛行虛空。」類似中國歷代修道人「御風而行」的記載，這些能力一般人以誇大之辭視之，其實並非無稽之談。

如照現代科學的解釋，人能飛行的原理是因爲能夠脫離地心引力：任何物質裡面的原子，不斷與地球物質的原子交換量子能組成的「電磁光子」，或稱爲「吸力微子」，因而產生吸力成爲地心引力，如果一個人能以念力改變體內的原子中的電子電荷，不再與地球物質內的原子相吸交換，反而變成相斥，即能凌空升浮或飛行。依我的猜想，武術家可以刀槍不入，也是因爲全身布滿與物質相斥的電荷。瑜伽行者能夠練出胎息，能夠騰空、飛行，退而求其次，最少也要練到身體強健，能行氣、排濁才行，但是，如果依照現代瑜伽教室的練法，練一輩子也僅在美體、塑身的小圈子裡打轉。

現代的瑜伽教學將瑜伽分成三個部分：吐納法、體位法、靜坐法，這三者其實是密不可分的，現代瑜伽將之分離練習，是很難獲得健康的。練瑜伽擺好體位之後，應以靜坐的心法吐納、運氣，換句話說，瑜伽等於靜坐的另一種方式，其重點應在練氣通脈，最初必須意守丹田，以鍛鍊、供輸精氣。瑜伽練出功力之後，仍需再精進修練，以提升能量及意識。

「瑜伽」一詞源於印度語「YUJ」，意思是「拴住馬」，亦即比喻像拴馬的動作一樣，對我們的心與呼吸加以控制，不得放任疏忽，所以練習瑜伽時必須精神統一，練瑜伽與靜坐一樣，在修練的時候最好不要受到干擾，現代有人當眾表演瑜伽，這種作法値得商榷。印度的瑜伽修行聖地在恒河發源地，標高三千二百公尺的剛哥渡里山，最主要的原因也是取其清靜無擾。

運動需不需要練氣？

美國慢跑老將費克斯於一九七八年寫了一本《跑步全書》大爲暢銷，儼然成爲慢跑專家，到處有人請他講演跑步之術，不料在幾年後，他在跑步時昏厥，心臟病突發而亡，讓全世界的慢跑愛好者心中產生一個問號。類似費克斯這樣在運動中猝死的例子不勝枚舉，其中不乏運動名將。根據調查，運動員發生猝死的機率，每年一百萬人之中將近五人，如果加上一般民眾計算，美國每年約有七～八萬人死於運動。而根據調查分析，運動猝死大部分跟心血管方面的缺陷有關，醫學界針對這個問題發表的論文連篇累牘，多方深入研究。

另一方面，日本學者加藤邦彥也在他的研究中指出，運動猝死者，不論是否爲運動員，其原因必然跟壓力有關。根據他從一九八四至一九八八年針對日本全國六百二十四件運動中猝死原因所做的分析顯示，有百分之六十五的人係死於「急性心律不整」等心臟疾病上，加藤認爲其導火線即是「壓力」。運動員由於過度訓練，造成心理上、肉體上的壓力，可能導致身體組織發生障礙，如果影響到心臟的功能，就容易引發「猝死」。若以氣的觀點而言，心浮則氣躁，這是壓力造成的氣機不順、心電紊亂。此外，專業運動員在步入中年以後，體能的衰退比一般人快速，像拳王阿里、田徑高手路易士即是最好的例子，這是什麼原因呢？

中國武術家有一句老話：「練拳不練功，到老一場空。」我認爲這句話的關鍵在「到老」兩個字，爲什麼在年輕時沒問題，到老就變成一場空呢？基本上，練武和運動都是在消耗力氣（有氣才有力），我們可以做個實驗：叫一個年輕力壯的人用勁往前打出一拳，你將手掌靠近距他的拳頭前面一、兩公分的地方，就會感覺有微微的氣從拳頭發出來，這個現象顯示「用力」即是在「耗氣」。

年輕時身體氣足，氣引氣，氣的補充很快（例如小孩子晚上睡覺身體發燙等於在大量補氣）；而且年輕時氣脈較乾淨、阻塞少，氣比較容易流通到位，可以適時補充氣的失衡。上了年紀之後，不但精氣漸衰，而且氣脈逐漸阻塞，不但在使用力氣時，氣供應不上，越來越感到力不從心，而且全身含氣量不足，以致造成肌力不斷衰退，偶而運動，身體就要酸痛好幾天。

平常人氣力衰退的現象是漸漸形成的，但是練武的人或是專業的運動家，身體已經長期習慣消耗大量的氣，因此衰退較快。我們可以打個比方：平常人開小店，武術家、運動家開的是大店，小店與大店平日維持開銷的成本就不一樣，武術家、運動家一旦身體的氣一直處於透支狀態，上了年紀很快就會變成洩氣的皮球，所有的武術、運動技能都無法施展，所以叫做「到老一場空」。

此外，日本京都大學教授筱原隆說：「人體的酸化是百病之源。」健康人的血液酸鹼值應維持在七．三五～七．四五，是爲弱鹼性，酸鹼值在七以下即屬酸性體質，而長期的運動容易造成乳酸累積，使身體酸化，也增加發病機會。

大體上，運動當然對健康有好處，運動能大量換氧，身體會發熱、流汗，燃燒多餘的脂肪，增加肌力，讓筋骨肌肉強健結實，還可以促進循環，排出髒氣髒水。但是運動要量力而爲，一般人年輕時可以打籃球、足球，中年換打桌球，上了年紀只好改打高爾夫了，意思是不要過勞，以免造成運動傷害及精氣耗損。運動家身體的氣的輸出量很大，最好在訓練過程中就要加入練氣的課程，如能練到在運動中及時採氣最好，最低限度也要學會在運動後靜下心來補氣。

中醫診斷病情，皆以氣血爲根據，因爲血要靠氣來推動，這個觀點我們可以舉兩個現象加以說明：㈠當一個人被利刃劃過脖子或被砍頭時，血液噴出數尺，心臟壓縮的力量沒有如此強勁，那是氣的力道帶著血衝出體外。㈡男人勃起時，生殖器不但充血，最主要還是充氣，才能達到足夠的硬度；而且射精時，年輕人氣足，可以一射好幾尺，上了年紀的人氣衰，大都就只是流精而已，稱不上射精。縱慾無度會傷身，是因爲嘿咻不但洩精，還會洩氣的緣故。

運動消耗大量的氣，如果勉強運動以致過勞，氣的供應不夠，便易造成氣血的推動力以及心臟的能量不足，這時便容易引發心血管疾病發作；其次就是加藤邦彥所說的，運動員因爲有奪牌的壓力，在運動的過程不能心平氣和，以致造成氣血流通不順，心臟功能異常。

德國物理學家曾做過一個實驗：他給肌肉標本的神經通上強度不同的直電流，發現肌肉產生不同的收縮現象，得知人體的神經系統與心血管系統之間存在著「神經的興奮程度越高，心血管的功能就越低；神經的興奮程度越低，心血管的功能就越高」這樣的機制——肌肉緊張時，血液流動的情況會變差，而神經的興奮度越高，肌肉就越緊張，當肌肉極度緊張時，血液流動就會完全中斷。因此，運動員在運動過後，應該讓肌肉完全放鬆，最好靜坐守著丹田，練習呼吸吐納約半個鐘頭，以調整失衡的氣血，使其恢復正常。

大部分的氣功訓練，在練功結束之後都必須「收功」，一般的收功動作是右掌在外左掌在內（陰包陽之勢）虎口相交，置於丹田位置順時針旋轉三十六圈，利用旋轉聚氣的原理，讓散發在周身的氣重新集回丹田。運動之後，最好也加上收功動作，上述的收功動作還包含了許多訣竅，需人指導，我這裡提供一個更簡單的收功法：坐姿，全身放鬆，頸、背打直，手掌左下右上、虎口相交置於小腹，稍微用點力壓著小腹，以平常兩倍慢的速度呼吸，吸氣時小腹凸出去頂手掌，呼氣時小腹凹下，最重要的是意念必須一直停留在小腹，呼吸三十六口就算收功完畢。

現代很多民眾上健身房，健身之後最好也要收功，健身的目的在促進心肺功能，但如果能兼顧練氣，則健身功效更佳，相對也較安全。上健身房不要為了減肥、雕塑肌肉而過度運動，以致造成過勞而傷身。健身之後如果覺得身上酸痛，最好當天就在酸痛處抹點藥膏加以按摩，以免瘀氣、發炎及乳酸累積過久成為病灶，造成運動傷害。

心為五臟之首，心臟就像五臟六腑的主控配電盤，心亂則氣亂，全身氣血就不順暢，五臟六腑都會受到影響。舉例而言：一個人操心煩惱時，面前擺著山珍海味都沒有胃口，即使吃下去也會消化不良，表示消化系統的運作已受影響。心理的變化與生理的狀況息息相關，王頤中的《丹陽眞人語錄》說：「心不馳則性定，形不勞則精全。」教人要經常維持心境平和，才能維持氣的穩定；而且身體不要過勞，才不致造成精氣的耗損。運動家不斷接受極嚴苛的訓練，精氣經常透支，加上壓力過大，心亂氣散，長此以往，健康就會亮起紅燈。

不論是田徑或是球類，專業運動員如能在訓練初期花個一、兩年時間，每天花兩個鐘頭，把丹田氣練起來，不但對於延長運動生命的續航力極有幫助，步入中老年之後，體能也不會急速衰退，因此，對專業運動家而言，一、兩年的氣功訓練絕對是非常值得的投資。此外，部分比較激烈的運動項目，選手之間常會發生肢體的衝撞，如果運動員像武術家一樣往身上布氣，讓筋骨皮肉的強度經得起強力的撞擊，比賽時就不易受到傷害。以足球運動爲例，在比賽中常看到球員被踢、衝撞而倒地哀號，甚至撞斷骨頭，無法再上場，其實全身、腳腿都可利用布氣的方法練得非常堅韌，經得起任何踩踢碰撞。

醫師建議一般民眾一週最少運動一次，現代人在週休的兩天內應該安排運動時間，而且不能間斷，只要中斷一、兩個禮拜，全身的氣就會減弱而漸覺身體不靈活。現代人提倡「有氧」運動，我認爲運動不但要有氧，而且還要「有氣」，運動的內容必須達到貫勁、發熱、流汗三項標準。貫勁就是全身筋骨皮肉繃緊用力，才能將氣貫注全身，讓氣到位，然後再全身放鬆，讓氣血流通。氧是消耗品，人幾分鐘不呼吸就要翹辮子；同樣的，氣也是消耗品，也需要經常補充。

說明白一點，肌肉緊張是能量的聚集，肌肉鬆弛是能量的釋放，練武、運動都要讓肌肉一緊一鬆，鬆中帶緊，緊中帶鬆，讓氣既能流通又能發勁。中國山東有一句俗話：「舒服莫過躺著。」這句話看似簡單，其實含有深奧的道理：人體在代謝過程、身體污染、壓力過大等情況下，會產生過多的自由基侵蝕健康，在身體感覺疲累的時候休息一下，全身放鬆，對消除自由基很有幫助。除了專業運動員之外，政要官員、企業大老闆每天行程滿滿，心血管也很容易亮起紅燈，我建議這些人要利用在車上的時間「閉目養神」，即使只是一、二十分鐘，效果也非常顯著。容易失眠的人，更要學會徹底放鬆全身的筋骨皮肉。

諸如跑步、健走、柔軟操、爬樓梯等健身方式，「有氣」的效果都不夠，最好是選擇需要全身用勁的運動，比方說，上了年紀的人每週到練習場打幾盒高爾夫球，大概就能維持體能不衰；如能每天再走一趟太極拳，那就更加理想了。

靜坐與氣功

近一、二十年來，靜坐的風氣延燒全世界，美國於八十年代掀起靜坐熱潮，靜坐教室有如雨後春筍紛紛設立，據估計，光是全美就約有一千萬人經常靜坐；越來越多醫院亦以靜坐為輔助療法。靜坐甚至被廣泛應用在生活上：美國愛荷華馬荷許大學校區，包括中學、小學，每天固定兩次靜坐，使得校園暴力大幅降低；西點軍校也開設靜坐課程；美國通用（GM）公司免費提供員工六週的靜坐訓練之後，生產力大增；靠近北美的一座監獄，犯人經長期靜坐訓練後，再犯率因而下降。

此外，越來越多旅遊景點也改裝成靜坐中心，觀光客趨之若鶩。美國國家衛生研究院（NIH）甚至撥款八百萬美元給愛荷華馬荷許醫學院研究靜坐。熱中靜坐的政商名流也不乏其人，從希拉蕊、高爾、福特汽車總裁比爾．福特、影星李察吉爾、歌蒂韓、麥特戴蒙、導演大衛林區、情緒管理大師丹尼爾．高曼、NBA湖人隊教練傑克遜等等，都是靜坐愛好者；在亞洲，日本、台灣民眾對靜坐的接受度也很高，禪修、靜坐中心設遍大街小巷。

靜坐本就是氣功修練的功法之一，此刻談的是比較狹義的靜坐，屬於目前大多數現代人學習的鬆靜式靜坐。《大學》：「知止而後能定，定而後能靜，靜而後能安，安而後能慮，慮而後能得。」只要靜靜的坐著，常會悟通許多道理，蘇格拉底經常到河邊靜坐冥想；基督接受若翰洗禮之後，曾於曠野中歷經四十日的默想；穆罕默德也曾進入席拉洞中靜坐。靜心冥想能產生智慧，靜坐蘊含了很高深的道理。現代社會通訊發達，現代人又怕孤獨寂寞，經常拿起電話、手機講個不停，並花了很多時間上MSN、Skype，不曉得靜思能生智慧。英國文學家卡萊爾（T. Carlyle）就說過：「蜜蜂不在黑暗中釀不出蜂蜜；大腦不在沉默中生不出思維。」我們在閱讀、練琴、寫作的時候，不都是安靜孤獨的嗎？

佛典說：「若人靜坐一須臾，勝造恒沙七寶塔。」可見古代佛家很重視靜坐實修。靜坐沒有時代性，也沒有地域性，更不分宗教種族、貧富貴賤，且不須器材花費，的確是人類提升生命境界的最佳途徑。現代人靜坐的動機除了放鬆壓力，還寄望它能預防、延緩或控制一些慢性病如高血壓、心臟病、偏頭痛、慢性疼痛及癌症等。《莊子‧外物篇》就說過：「靜然可以補病。」莊子生於西元前三六八年，早在幾千年前他就發現，身心放鬆安靜能引發身體的自療機制，自然就有治病效果。

科學家發現，靜坐時腦部會產生大量低頻，促進腦部自我調整功能。班森（Herbert Benson）在《鬆靜反應》一書中說：「靜坐能影響腦部活動，尤其是大腦邊緣系統，新陳代謝、血壓、呼吸和心跳速率也隨之放慢。」壓力大時，免疫系統會降低，容易生病，這是因爲心電不正常，致使氣血流動發生紊亂；而身心放鬆，使氣行順暢，可以改變腦波，腦細胞也開始分泌腦內啡、血清素等物質，增強身體免疫力及抵抗力。這種身心鬆靜的靜坐法，即道家所謂的「澄清功」、「清靜功」，目的在排除肌肉緊張及意識紛亂對身體所產生的干擾，讓身體恢復自我調整的功能。

這種形態的鬆靜靜坐，跟武術、修道的靜坐比較起來，因目的不同，所以在功法上也有差異。美國麻州大學醫學中心減壓診所創立者卡巴—金（Jon Kabat-Zinn）博士認為：「靜坐練習不是技巧，而是一種生活方式。」這是針對鬆靜靜坐的「無法之法」而言，其實武術、修道靜坐的過程變化萬千，必須獲得正確的心法才能順利修練，心法就是技巧，而且每個階段的修練心法不同，足以讓人畢生追求。《重陽立教十五論》：「凡打坐者，非言形體端然，瞑目合眼，此是假坐也。」靜坐也分眞坐與假坐，道家認為，沒有「練氣養神」就不是眞打坐，眞打坐就是要讓自身能量產生變化，以期達到「形神俱妙」的境界。

靜坐在中國已有幾千年的歷史，除了道家功法之外，佛家止觀修禪亦以靜坐為主，佛家坐禪大都由數息、觀想等入靜功夫著手，雖說「坐久必有禪」，但畢竟修練進程難以掌握。道家認為靜坐修性不修命會產生「獨坐孤修氣轉枯」的現象，坐久了氣不增反減，反而使身體越來越差，渾身是病，究其原因，是因為打坐時，將身體中的初級能量轉成高級能量，但肉體所需的初級能量卻沒有獲得補充。尤其現代佛教的傳播方式改變，各大名山的佛殿裡善男信女萬頭鑽動，出家人「穿上袈裟事更多」，不但要招待信眾，還要忙著辦法會、為信眾說法，禪坐時間少之又少，很難在實修方面達到高深的境界。

至於民間，自明、清以降，修佛的居士大都花費時間在談心、談性，淪為文字禪、學問禪及口頭禪，更不重視實修功夫。在儒家方面，先秦思孟學派本有養氣功夫，後來失傳了，故韓愈有「軻之死，不得其傳焉」之嘆。孔子曾問道於老子，以致讚嘆「朝聞道，夕死可矣」，可見孔子也認爲道乃人間至高之眞理。因爲老子言道不言術，史上有孔子與其學生討論靜坐心法的記載，大概也不是跟老子學的。

此後，歷朝讀書人學習靜坐的風氣都很盛，儒家靜坐大都在強調「修心」，歷代先賢如司馬承禎、朱熹、王陽明、劉宗周、羅洪先、高攀龍，直至近代的曾國藩、梁啓超，都是很熱中靜坐的學者；宋代理學家更提倡半日打坐、半日讀書，蘇東坡、白居易、陸放翁等人還熱中於練習氣功。

中國文人靜坐，大都採用莊子的「心齋」，又稱爲「聽息法」，功法重點在排除雜念、收視返聽，以避免眼見耳聞消耗能量；此外，道家認爲「日出千言，不死亦傷」，多說話最耗費元氣，尤其與人爭辯更加損氣傷身。讀書人以莊子的「坐忘」爲修練之道，司馬承禎在《坐忘論》說：「內不覺其身，外不知乎宇宙，與道冥一，萬慮皆遣。」指出坐忘時識神會歸零，由坐忘而生「定解」，洞徹生死邪正。但是有人認爲應該「守靜而不著空」，心無指歸、滅斷覺知只能入於「盲定」，練氣不宜直接從坐忘著手，還是要從累積能量一步一步的修練，如果身體敗壞未經整理，坐忘必生困難，即使坐忘又有何益？

唐宋以來，許多有名道士多兼通佛家修練之學，道家守竅，佛家守空，司馬承禎的坐忘即受到佛教天台觀空方法的影響。基本上，由靜坐入手的人容易坐忘，修練丹田氣的人因爲全身充滿精氣，如果沒有釋放身上初級的能量，要脫離心識進入坐忘反而比較困難，所以入定坐忘，須息心息氣，忘卻守竅，這就是老子「有欲觀竅，無欲觀妙」的分野。

現代人練習靜坐的方法在「鬆靜」，並不在意丹田氣練得如何，如果要守丹田，也是跳過「練氣化精」的心守，直接採若有若無的意守，這種靜坐即使久坐得炁，也缺少心法以進行下一階段行氣、守竅及運轉周天的工程，無法針對身體做進一步的調理。

即使是簡易的鬆靜靜坐，也有一些應該注意的事項，《張三豐・道言淺近說》：「凝神者，收已清之心而入其內也。心未清時，眼勿亂閉。」採用放鬆式的靜坐，尙未達到心無雜念的境界之前，靜坐中最好不要閉目，以免容易進入幻境。此外，丹宗南派之祖張伯端在《青華祕文》一書中說：「心求靜，必先制眼。」他認爲神遊於眼而役於心，所以要制眼使神歸心；《性命法訣明指》也說：「太閉則神氣昏暗，過開則神光外馳。」總之，初期的靜坐採垂簾塞兌就好（垂簾即是眼睛半開半閉，塞兌即閉口）。

但是垂簾也要懂訣竅，元朝肖廷芝《金丹大成集》說：「何謂簾幃？答曰：眼是也，下功之際，含眼光。」垂簾要「含眼光」，不是將眼皮垂下就好，必須兩眼由外向內將光的能量收攝進來，然後將眼皮緩緩下垂，這才叫做「制眼歸心」，因爲雙目爲元神所遊之宅，五臟精華皆發於目，所以靜坐要將眼神回收，以降服思慮，清心入靜；丘處機更認爲人的精氣神皆在目，他說：「人自兩目外皆死物也。」所以修練必須「回光」，此乃了脫生死之機。

《張三豐大道指要》教人垂簾的訣竅是：「以眼視鼻，以鼻視臍。」如果守的是二目之中心，則謂之「安神祖竅」，此爲練神之處。此外，如果功夫不到，在家自修靜坐時也最好不要將心放空，以免接觸到不好的靈氣，發生不必要的麻煩。

除了鬆靜功之外，近代也有幾門個人獨創的靜坐法，例如二十世紀初期，日本岡田虎二郎推廣他研創的「岡田式靜坐法」，功法發表之後一時風起雲湧，上自王公貴族，下至販夫走卒，人人爭相學習，豈料岡田卻以四十九歲的壯年猝亡，此功法也就此銷聲匿跡，無人問津。岡田氏靜坐法採用起降心窩的方法，無法將氣鎖在丹田，極易失去控制，加上不會運用陰竅，精氣不產生變化，初階功夫尚可，功夫越高越危險，岡田氏最後終因過勞而猝死。後來日本的藤田靈齋大師又獨創「藤田式息心調和法」，他雖知道腹壓越強，腹部的靜脈血越容易返回心臟，腹部不常加壓，容易引發瘀血的道理，但他的功法與岡田式一樣，也採呼吸時起降心窩，終究還是不符合練氣原理；至於二木謙三博士的「腹式呼吸法」，只要不用心將氣帶入丹田，基本是一種安全的有氧呼吸。流行一時的因是子靜坐法，只是蔣維喬先生本身靜坐時的反應實錄及經驗談，況且，任意放空意識具有相當高的危險性。如果打坐時出現幻境，《性命法訣明指》教人「舌頂上顎，意念歸中」，則幻境自除。

古眞云：「無氣莫打坐，沒有麥子空推磨。」道家認爲，在練氣化精的初步階段，由於練功的重點在於氣的累積與鍛鍊，只針對加強丹田氣下功夫，等到丹田發熱跳動時，就必須開始意守，進入練精化炁的功夫，這時候再靜坐比較適當。練功初期丹田所練的氣因含有火氣，如果硬加催動用來行走任督兩脈，將在督脈的「後三關」遭遇嚴重的阻塞。後三關指的是尾閭、夾脊及玉枕，這三個穴道是人體設計的自衛系統，目的在防止火氣循背上行而傷及腦部。尾閭關爲脊椎末端的督脈入口，有些人會因角度偏差而接錯位置；夾脊又名轆轤關，所謂「夾脊如輪」，夾脊的構造類似電風扇的葉片，受到火氣的衝撞會轉動阻擋氣的經過，令人背部脹痛難當；玉枕又名「鐵壁」，也是很難過的一關，火氣在此也很容易遇到阻塞。

氣轉到前身下行任脈時，下十二重樓也是一個難關，胸、腹的交界處也只有位於心窩的一條小通道可以讓氣下行，這個地方常因污濁的下焦氣上浮而堵塞，也很容易因爲吃刺激性、冰冷的食物而阻塞，造成道家、醫家所稱的胃脘（中宮）脹氣症狀，阻礙氣行的通暢。整個練氣的過程也不可以「提肛」，練氣提的是「陰竅」而不是肛門，雖然提肛提久了也可以觸動陰竅，但在氣尚未練化之前，提肛會導引火氣往背部走，練氣初期的氣不宜上背，否則遇三關阻塞會讓人背痛、頭昏、上火。

一般而言，以意守竅時，男子守丹田，女子則守膻中。靜坐日久功深，「地陽」循督脈上升，至靈台逢「天陰」下降，一熱一冷交會，好像蒸氣碰到鍋蓋，自會凝成清涼津液滴下，道家稱爲「甘露自灑」、「醍醐灌頂」，令人如飲長生之酒，有祛病延年、返老還童之功效。

靜坐得炁之後，自然會感應背部的督脈，發動能量由尾閭進入，這時才能行氣任督兩脈、河車運轉。因爲督脈行經神經系統的骨幹，周天運轉可以調整五臟六腑、筋骨皮肉氣機的運行，以達到「身輕體健，容衰返壯」之效，如果丹田尚未得炁，用心電逕行周天運轉，叫做「拉空車」，日久必得背酸腹脹眼翳之疾。因此，練功還是累積能量比較重要，否則周天運轉也發揮不了多大作用。靜坐得炁之初，會產生體內能量流動，出現各色光芒、穴道開啓等現象，甚至聽到天音、看到各類影像，這時候不論是觀其竅或觀其妙，持續定神修練即可。

蒲輔周是近代著名的中醫學家，他經由靜坐獲得了極好的健身效果，他說：「長期意守丹田，真正入靜，就能做到由弱轉強，達到任何藥物不能達到的治療作用。」他的說法與莊子相同，自療作用亦即所謂的免疫功能，要提升身體的免疫功能，讓體質由弱轉強，練習靜坐是一個很好的途徑。

佛家認為「防意如防城」，所以利用各種方法殺念頭，道家靜坐則極少利用數息、止觀之類的方法來靜心，因為道家有功法，一入坐，我們的意識立即照著功課開始呼吸、守竅、行氣，根本沒有多餘的心思去產生雜念，所以很快就可以使心地清淨，許多人在練功之後，常會覺得「腦袋空空」的。功夫練高了之後，行住坐臥都在練氣，常會忘卻人世間一切瑣事煩惱，自然而然培養出與世無爭的風範。

有一回，弟子問丘處機，一天打坐的時間應該多久？丘處機回答：最少一個半時辰。一個半時辰即是三個鐘頭，因為能量是隨著入靜時間累積上升的，時間不夠，能量即無法提升到達標準。現代人很忙，就算不能坐足三個鐘頭，打個對折，最少也要一個半鐘頭以上比較適當。日本的修道家高藤聰一郎曾做過實驗，觀察靜坐的時間如果沒有超過四十分鐘以上，根本不產生效果。而且靜坐不可以中斷，現代人禪修靜坐，有些人靜坐半途還離座「跑禪」活動肢體，靜坐效果必然大打折扣。腳痛時，覺得打坐的時間非常難挨，但打坐只要真正入靜，時間卻過得特別快，以為只坐幾分鐘，其實已過了一個鐘頭，原因是提升能量、轉換意識可以改變我們對時間的感覺。

此外，打坐不必太拘泥於姿勢，只要身體端正，頸、背打直，氣路通暢即可。《性命圭旨・坐禪圖》：「坐不必趺跏，當如常坐。」袁了凡在《靜坐要訣》中亦說：「凡靜坐，不拘全跏半跏隨便而坐，平直其身，縱任其體。」靜坐的重點在於氣的運行，單盤雙盤，一般人坐久了，雙腳必定又痛又麻，哪能定心入靜？至於靜坐到了較高階段，盤腿時左腳在上或右腳在上，氣的流向會不一樣，那就等功夫到了再說吧。

但是由武入道者又自不同，練功練了十幾年再來學內功、靜坐，腿腳氣脈已通，身上有氣，靜坐自然水到渠成。一般練氣的人打坐，循著左湧泉↓左腿↓陰竅↓右腿↓右湧泉的順序逆時針繞圈運轉行氣，也有助於消除腳麻；或者也可以先觀想左腳之後，再觀想右腳，如果坐久氣足，被觀想的腳就會感覺不斷膨大而通氣。靜坐之收功亦與武術、導引術不同，方法是：一面吸氣，一面將兩手伸直向外劃圓舉至頭頂，兩掌手心朝下，然後一面用嘴呼氣，一面雙掌循著身前向下壓至丹田，這個動作一共做九次，就算收功完畢。

打坐時，禪家是手結定印，而道家是「握固」，什麼是握固呢？就是將兩手大拇指屈按在無名指及小指的指縫之間，然後握緊拳頭，仿胎兒之狀，叫做「子亥訣」，因爲地支手中排盤以無名指爲「子」，小指爲「亥」，子爲天之首，亥爲地之尾，子亥爲孩，乃比喻靜坐者爲天地所生，邪魔不敢靠近。

何謂導引術？

目前在社會上風行的各式各樣的「健身氣功」，大多是一些簡單的導引招式，其實應該歸入「導引術」比較恰當。

中國古代因爲江河經常氾濫，生活環境潮濕惡劣，加上工作勞苦，致使人們大都患有關節不利的疾病，所以先賢模仿飛禽走獸「制舞以利導之」，也就是《莊子》所說的「吐故納新，熊經鳥伸。」先賢以鳥獸的動作配合呼吸，教民眾習練用以養生，這就是導引術的啓始。東漢・葛洪《抱朴子》：「或伸屈，或俯仰，或行臥，或倚立，或躑躅，或徐步，或吟，或息，皆導引也。」葛洪所指的導引涵義很廣，凡肢體的任何動作幾乎都包括在內，就連散步也算；唐・慧琳《一切經音義》也說：「凡人自摩自捏，伸縮手足，除勞去煩，名為導引。」更是無限上綱，把伸懶腰、按摩也列入導引術的範圍。

莊子本身是個大氣功師，但他很推崇彭祖的導引術，《太清導引養生經》這部書就是在記錄彭祖的導引術。彭祖活了八百多歲，是中國養生家的典型，凡屬養生的本事他樣樣精通，荀子就曾鼓勵人們向彭祖學氣功，彭祖還很講究營養，他善於烹調，曾經親手做雞湯給堯帝品嚐。中國歷朝都有人研究導引功法，導引術在明朝時期集大成，出現的專論包括周履靖《赤鳳髓》、羅洪先《衛生眞訣》、曹元白《保生祕要》等書，這些練功書的特點是：每個導引動作都要配上「運氣」若干口，依病況需要配上的口數不等，古人認爲，導引動作必須加上呼吸吐納，才能產生顯著的治病養生效果。

但是，導引與運動、體操究竟有什麼不同呢？導引術應該解釋爲「利用肢體動作導引精氣流動的方法」，換句話說，導引是以行氣爲主要目的，動作只是在指引氣流動的角度方向。隋朝名醫巢元方開創了辨病施術的先河，主張不同的病症採用不同的導引術治療，他在《諸病源候論》一書中說：「令此身囊之中滿其氣，引之者，引此舊身中惡邪伏氣隨引而出，故名導引。」巢醫師認爲導引的要領是要將身體充氣，促進氣的順暢流通，然後引動、排出體內的髒氣邪氣，而練習這一類的導引，必須身體先有氣才行。

到了唐代，司馬承禎更寫了一篇《導引論》，很有系統的介紹了導引的練法，他提供的動作更加優美連貫，媲美現代瑜伽。元代名醫朱丹溪《格致餘論》也說：「氣滯痿厥寒治者，治以導引。」朱醫師認爲凡屬寒氣阻塞而引起的病症，要配合導引動作醫治比較有效。

此外，初唐道士成玄英在註《莊子．刻意》時將導引解釋爲：「導引神氣以養形魄，延年之道，駐形之術。」這段話又將導引的功能進一步提升，導引可利用神氣增益我們的形體及能量，使我們容貌年輕、健康長壽。目前，推廣各種導引術的團體很多，經過實驗證明，因練習導引而治癒慢性疾病的例子不勝枚舉，即使無病，多練導引也能常保健康。如果經過明師指導，學會正確的行氣心法，導引術甚至可以令人終身不病、返老還童。

古代的導引術都講究動靜結合，亦即動作加調息，但是現代人學習的導引術，大都以動作爲主，如果練習的時候不配合呼吸吐納，導引其實跟體操沒什麼兩樣。古人設計的導引術，尤其是武術家、修道家設計的動作，因爲設計者通曉氣的流動機制，所以哪個動作通哪條氣脈、通哪個五臟，都是刻意安排的，其功能在利用動作姿勢導引行氣的通路。

因此，我們學導引術，還是以古代前輩設計的導引招式比較好，例如八段錦、易筋經、八卦行功法、太極導引等，還有梅花拳大、小架也是導引術中的極品，站樁功也頗有健身治病的效果。當初研創這些招式的高人，是依據人身及天地氣流動的方位設計的，照著他們設計好的姿勢一擺，即使本身沒有氣，但是行氣方向與天地幾何圖形的角度對正了，習練日久即可以引導些微精氣流動，對健康甚爲有益；如果姿勢正確無誤，甚至還可以很快的練出氣來。沒有練氣的人練習導引時所配合的呼吸吐納，基本上是上一個動作吸氣，下一個動作呼氣，呼吸的速度應比平常慢，而且，最重要的是必須心情平靜，心神和五官都要內觀身體裡面，才能導引氣機流動。有些站樁功不配呼吸吐納，利用的是身形下沉導氣下行，但必須在身心都放鬆的狀態下造成身體氣場同步，才會與天地能量感應而產生顯著的效果。

太極拳是內家拳，也是很好的導引術，有治病養生效果。日本人怎麼學太極拳？他們到大陸找一位老師父走一趟拳，用錄影機將他拍下來，回國以後用刻板的方式將招式的高度、距離用尺量得清清楚楚，然後照著練習，這當然也是好方法。一個身上有氣、氣脈暢通的人打太極拳，招式一擺到定位，氣機自然到位，所以姿勢對錯自己就會調整，打得對不對，自己心裡明白得很；尚未得氣的人只好依樣畫葫蘆，葫蘆畫得越像，效果當然越好。

在這裡我們順便談談「氣功態」及「自發動功」，這也是導引術的運用。明朝高濂所著的《遵生八箋》蒐錄了氣功健身理論及各種導引法，他在八段錦導引法裡面有一些口訣：「河車搬運迄，發火遍燒身，邪魔不敢近，夢寐不能昏，寒暑不能入，災病不能侵。」一個人練到了精、炁合一的境界之後，能將熱能、電場布滿全身，就可以進入「氣功態」，不但能讓細胞得到能量，也可以清除身上髒邪之氣，限制細菌存活的空間。一個高僧能坐缸不化，推測也是遺體能量很高，細菌無法入侵的關係。

宇宙天體以圓形運轉，包括我們所處的地球也在轉動，古代的讀書人唸書的時候搖頭晃腦，頭部不斷轉圈圈，頭部的腦波本來就很習慣感應外界的氣場，轉久了自然就與天地的能量同步，達到練氣的效果，所以是一面讀書，一面練氣強身。近來坊間流行「繞圈子」的功法，讓身體不斷的轉圈圈，期能與天地能量共振，其原理相同。

宇宙充滿了各種頻率的「震波」，一個人在意識、身體兩方面都朝著震動的意圖進行，久而久之也能與天地的震波共振，產生「自發功」，因為自發功必須利用自身的氣去感應外界的氣，所以在閉目的時候比較容易啓動（閉目能改變 α 腦波）；但是練氣有成的人，可以用意念切換自身的頻率，啓動自發功。

一般而言，任脈主靜，氣行任脈並不易產生自發功，但是脊椎下端的仙骨感應到氣的時候，身體馬上發生震動感，因為督脈為陽線，陽線才能產生動量，基本上，奇經八脈是人體與外界能量溝通的管道，所以督脈、蹻脈、沖脈、帶脈都比較快發動；此外，由於手部的勞宮穴是氣的主要出入口，因此兩隻手也很容易受到感應而做出大車輪的動作；我們的頭部腦波很靈敏，所以頭部也很容易啓動。

自發功可以達到開脈通氣的效果，梅花門的練功方法，在建立丹田氣之後，不但搭配有肝功、腎功、脾胃功等鍛鍊五臟的輔助導引術，也常利用自發功來協助開通氣脈，這與坊間的外丹功、自發功一入門就學發動是不同的。自發功的原理是利用外界的能量來震盪體內的氣，因此最好先在體內建立一個能量中心，易言之，即是自己先裝設一個電瓶，外氣繞著電瓶轉，就可將氣納入電瓶。人可以盜天地，相對而言，天地也可以盜人，自身不帶電就引動外電，易被外電所控制。練習自發功的人，因為自身的氣與外界的氣溝通成為習慣，在身體虛弱、心情低落的時候，或到外界氣場較強的環境中，常會不由自主的被外氣引動，造成恆動不停的現象。自發功啓動之後，必須保留小部分的意識當家，不可全部放空任其自動，猶如車子開動之後必須握著方向盤，不能任其亂衝亂闖成爲慣性；丹田靈活，練完自發功之後可以納氣歸爐，比較安全。自發功最初是繞著圓周轉動，日久功深，等到氣聚中心，或者能量轉化之後，即會由動轉靜。

自發功啓動時，有一股外來的力量讓人不由自主的拍打按摩病處、點穴、舞蹈、結手印，或做出各類導引姿勢，有的還可畫符、唸咒及見到異象或聞到異香，有人甚至可以打出一套「神拳」，而且打出來的拳架、風格有很大的差異。我曾見過道友打出門神的拳法，拳架極爲威武剛猛，也曾看過有人在太上老君座前打出的神拳，拳風飄逸優雅，其中奧妙耐人尋味。自發功的各種反應大部分是有「內容」的，這些內容不可能無中生有，啓動自發功時需進入「半睡半醒」的狀態，應是藉著腦波的相應，接收來自自然界不同的信息。由於練習外丹功、自發功，開啓了身體能量與外界溝通的管道，外來能量有好有壞，如果練功者本身沒有自保之道，應愼防外邪入侵。

專門研究靜坐的席長安在《靜坐原理》一書中談到他能「快步輕鬆走」，一位美國的網友也提到她有同樣的本領，在快步走時，感到心境空明，身輕如燕，其原理如同武俠世界「步履如飛，頃刻數百里」的輕功、草上飛、踏波行，都是自發功的運用。一般人的印象，練輕功是在腳上綁上砂袋，逐漸增加砂袋的重量來練腳力，培養彈跳的勁道，其實眞正的輕功是離開心、腦指揮身體運作的系統，改變意識而產生道家所稱的

「反八卦」，採用心法啓動自發功讓腿腳自動不受引力的控制；高階的輕功，還可以在脊椎尾端及脅下部位的穴道旋轉進氣以控制推動力，可惜的是，因爲沒有人專練，這些心法終將失傳。

基本上自發功只是震動、搖盪身上的氣，最好還能加上排濁的方法，否則濁氣無法排出，一旦上攻後果堪慮。除了一般常見的自發功之外，睡功也是利用這個原理，我們在睡覺前練睡功，入眠後身體會與天地能量共振整晚自動練功，第二天醒來身上震波還在，接收到的是高層頻譜的能量。

按摩的要領

有位親戚在內湖巷子裡擺攤子，有一天我去看她，隔壁攤賣滷味的中年婦人當天無法做生意，也過來聊天，原因是她的脖子不能動，說是「落枕」，當天看了西醫也給中醫推拿過，卻都沒效。我叫她坐好，在她的脖子按摩幾下，再叫她動動看，她驚奇的說：「咦？可以動了。」旁邊一個歐巴桑立刻湊過來，說她年輕時扭傷腳踝，幾十年來經常疼痛，不耐久站，我幫她按摩幾分鐘，腳也不痛了。

按摩要分析病機病理，我看中年婦人穿著一件露肩的洋裝，判定是她擺攤工作流汗，脖子長期裸露在外吹風受涼，現代枕頭那麼柔軟，落枕的機會其實很少，我摸她的脖子有一個硬塊，將它揉開，讓氣血通過就好了；而歐巴桑的腳踝我一按下去，發現肌肉深層有一條細血管已經硬化，是久年的扭傷所致，我把它揉軟，血氣一通，也就好轉了。

報載台灣民眾每年所消耗的酸痛貼布將近一億四千萬片，可見爲筋骨酸痛所苦的人很多。尤其上了年紀的人，身上總有幾處地方感覺不舒爽。

幾千年前我國已有利用按摩治病的記載，最早的「黃帝按摩經」可惜早已亡佚，但《內經・素問》尚有「病生於不仁，治之以按摩醪藥」之句，名醫扁鵲就曾用按摩術治癒虢國太子的尸厥症。按摩用於醫療，始於春秋時代，盛行於隋唐，在隋、唐的太醫院裡都設有按摩博士一職。按摩術於天寶年間傳入日本，日人頗富研究精神，其技術大有精進，日人高野太吉即曾用按摩治癒國父孫中山先生的胃病。目前，民間按摩最流行的是大陸和泰國，到泰國旅遊時，大多數人都會去馬一節，按摩過後通體舒暢。

通常我們幫別人按摩之前，要先聽聽患者訴說病因，如果是新傷，有兩種情況不能按：一是骨裂、骨折，二是傷處仍然處於血腫、氣腫的狀態；如果新傷很嚴重，最好請患者到醫院照X光檢查一下。陳年舊傷就比較沒問題，在聽完患者主訴病因之後，我們還要尋找病灶的正確位置，然後用手指按進去診測病情，大凡氣瘀會隆起一個小饅頭似的氣團，試探氣團的軟硬程度，氣團越硬，表示阻塞越厲害；筋絡移位也會造成氣不通，按進去會察覺到有一段筋絡發硬。如果都找不到氣瘀及筋絡的毛病，要再用力往深層按進去，也許你就會發現一條深層的血管已經硬化。此外，病灶也可能出現在穴道，或隱藏在肌肉與骨骼交界處的骨膜，總之，要先判斷成傷的原因，才好下手按摩。頸部的阻塞要小心按摩，不要傷及頸動脈；肩井穴、膏肓穴等重要穴道的阻塞，沒有經驗的人最好不要亂按，以免發生危險。

「通則不痛，痛則不通」，不通大約有兩個原因：一是風邪瘀積，一是氣血阻塞，其實這兩者又常互爲因果。「血得溫而行，得寒而凝」，氣體遇熱膨脹，遇冷收縮，到零下二七一．七度的絕對零度，氣體就不存在了。秋冬氣溫驟降的時候，許多老人的循環系統都會出問題，血氣的活動力與氣溫有關，氣溫降一些，血氣的活動力就差一些，所以寒冷會阻礙血氣的運行。我們的肩部、頸部、頭部沒有衣物遮蔽，如果長期受到風、濕、冷的侵襲，很可能造成氣血停滯，因此，不管白天或睡覺，這些部位都要好好保護。

我們在工作或運動時，都需要氣的支援，尤其在肢體受傷時，氣更像救火隊大量集結到位保護，在這種情況下，大量集結的氣血如果沒有散去，或因死亡的細菌、細胞、血球堆積，便造成瘀氣、瘀血，醫學上叫做「病態興奮灶」，亦即形成氣血阻塞的痼疾，運動傷害大都是這個原因。

身體阻塞通常有三個病徵：結塊、血瘀、氣瘀，有時候也會兩種或三種病徵合併出現。結塊的地方表示阻塞已經固化，對健康極為不利，因此，我們偶而要撥點時間關心自己的身體，檢查一下全身哪裡有硬塊，除了四肢之外，肚子也很容易長硬塊。肌肉表層的瘀血通常一段時間就會散去，如果烏青不退，最好把它揉散；一旦傷及深層肌肉，造成血管受傷硬化，就要下重手法攻進去按摩；氣瘀則大部分集結在筋路、肌肉與骨骼交界處以及穴道等地方。

按摩的手法有按、摩、推、拿、捏、點、拍……等二十幾種，還有用腳踩的，或採用按摩棒等工具。用按摩治療各項疾病時，與針灸一樣，也講究配穴，但有一種直攻「痛點」的方法，叫「阿是穴療法」，因為痛點往往就是阻塞的中心點，患者往往覺得是痛一片，其實這其中有一個痛點，痛點就是病灶，按摩就像帶兵攻擊敵營一樣，要直達中帳擒拿主帥，光捉些周圍的小兵小卒沒啥用處。既是痛點，按下去當然會痛得哇哇叫，但長痛不如短痛，再痛也只好忍耐囉。痛點揉開之後，四周也要加以按摩，一次按摩十來分鐘，每天一次，繼續揉個三、四天才算OK，否則那些散兵游勇又會集結成一個軍隊。

幫人按摩，必先練出很強的手勁，而且要用「拉磁場」的功法將氣布到手上來，以增加發氣攻病的效果。有人說按摩之後，病灶會轉移，其實不是的，舉例而言，如果一個部位有三個痛點，我們將最痛的那一點稱爲「老大」，次痛的爲老二，再次痛的爲老三，當老大在痛的時候，老二、老三是不會痛的，老大治好之後，老二便開始痛，同理，老二治好之後，老三才開始痛，所以要一個一個收拾。

頭部的按摩方法又略有不同，全世界的頭痛人口也很多，根據台灣頭痛學會統計，在過去一年內曾因頭痛而無法上班上學的比率高達百分之五十四，而且女性約有百分之十四．四患有偏頭痛的毛病，偏頭痛古稱「頭風」，不但中國的曹操、白居易，連外國的歌王貓王、畫家莫內都爲頭風所苦。我阿姨在一個簡陋的市場賣菜十餘年，長期風吹雨打，患有很嚴重的頭風，也是我用按摩將她治好了。醫生治頭痛大都投以藥物，大多數的患者也習慣自己買成藥來吃，比較難以根治。頭痛的病根大都隱藏在頭骨的凹陷處，例如太陽膀胱經引起的病因停在風池穴（風池顧名思義就是會積留很多風），陽明胃經引起的病因停在太陽穴（偏頭痛），而且用腦過度、煩惱憂慮也會造成殘餘磁場停留頭殼而造成頭痛。

人的頭骨並不是完全平整的，如果仔細檢查，會發現頭骨上有許多凹陷，凡凹陷之處即容易貯留頭痛的冷、熱因子，必須用按摩的方法讓這些因子散化。找到痛點，亦即這些因子集中之處，每天施以按摩三、五分鐘，幾天之後頭痛大都可以緩解，但頭部爲神經總樞，按摩力道要好好拿捏，以免傷及血管。爲了避免頭痛，每次洗頭一定要吹乾，頭部最好也不要常淋雨、吹冷風，睡覺時電風扇、冷氣直吹頭部更是一大禁忌。

要避免運動傷害有一個原則：每次運動之後，如果覺得身體哪個部位酸痛，建議你洗個熱水澡或熱敷一下，擦點藥膏，及早把它揉開，若讓它日久成為病灶就比較難治。但在接受按摩的時候還有一個要領，被按摩的人要吸足氣，然後閉氣，用念力去頂住被按之處，這樣做不但效果好，也比較不容易受傷。此外，按摩要避開動脈行經之處，以免傷及動脈發生危險。

幫人按摩時必須與病人身體接觸，這裡又衍生另一個問題。根據我手邊的舊資料：民國七十幾年間，台大醫院耳鼻喉科教授林宗洲五十幾歲死於鼻咽癌；肝癌研究權威林文士死於肝癌；泌尿科教授謝有福死於腎臟癌；此外，日本癌症協會理事長也死於癌症。醫師常死於自己執業的相關病症，醫學界迄今仍覺是個「謎」。

其實，我在幫中年婦人按摩脖子時，我的脖子也痛痛的；我在幫歐巴桑按摩時，我的腳踝也是痛痛的，為什麼？那是因為「能場感應」的關係。我的身體是一個能場，她們的身體也是一個能場，兩個能場靠近就會互相感應，她們的能場故障的地方也會反應在我身上的同一部位，換句話說，患者的病氣會透過能場的感應而移轉到治療者身上。

在十二世紀，包瑞克（Boirgc）和里比爾特（Liebeault）即發現人體有類似「流體」的能，它在一定的距離內可使人與人之間相互作用，在人與人相處的場合，每個人都能對他人產生健康或不健康的作用。舉例而言，老公氣功練得好，老婆睡在旁邊就可以撿些現成的；古時候練功的人有一句話：「若要功夫高，跟著師父跑。」也是這個道理。經常陪在師父身邊，不但可以多聽一些功法原理，而且師父頭頂上就有一把能量的大傘，在其庇蔭之下，可以分享一些能量。「一人得道，雞犬升天」雖然說的是淮南王劉安服食靈藥的故事，但是，道人周遭充滿能量，的確連身邊的雞犬都受惠。

能場感應還有另一種方式，《本草》曰：「老人與二七以前之少陰同寢，藉其薰蒸，最為有益。」十七世紀阿姆斯特丹老市長也是睡在兩個童女之間而變得年輕，這都是藉用能場對流的作用，讓衰老的氣重新活潑起來。

人與人相處，能場都會相互影響，何況是身體直接接觸？有一位開業的針灸師說，他幫病人針灸一段日子之後，發現自己體內的氣被病人吸走了，那是因爲病人元氣耗損殆盡，就像一個有吸力的空瓶子，接近病人，自己身上的氣就會往空瓶子流動。因此，幫人按摩，自身的氣不但會損耗，而且會感染病氣，按摩之後除了必須補氣，還要運功將病氣、髒氣往外排出。

各科醫師接觸的病人都是同一個部位故障，多多少少會受到能場感應的影響，自身的同一部位常會與患者的病處能量共振；尤其醫師過度疲勞、情緒不佳的時候，因爲本身氣機散亂，最容易受到病氣的攻擊，據統計醫生的壽命平均比一般人要少十年，不是沒有原因的。如果你有醫生朋友，千萬要勸他看病時保持愉快的心情。醫生最好也練氣功，幫人家醫病，也要懂得保護自己。《抱朴子．至理》說：「多炁者可以入大疫之中，與病人同床而不染。」有精炁防身，接觸病人時比較不會被感染，在碰到類似SARS流行的情況，也比較可以自保。

一日吸入病氣，就要利用各種方法將它排出。在留言板上有一位網友告訴我，他以按摩爲業，在訓練期間師父就教他，在按摩時要口中唸咒，並觀想丹田，如此一來，不但按摩不覺得累，而且病氣也不會留在身上。這一招倒是出乎我意料之外。我問他，是不是在唸咒、觀丹田的時候，丹田會微微震動？他回答說：「對啊，我以前怎麼沒發現？」據我的推想，唸咒時觀想丹田，能利用音波的能量震動丹田，因而產生聚氣、排濁的效果。排濁的方法林林總總，有人對著大樹練，或跑到山上森林中練氣，將濁氣輸給樹木，並將樹木的清氣搶過來。不過，與樹木對練要懂得方法，而且不能找太大棵的樹，如果大樹的靈氣勝過你，你可要倒大楣啦。

氣功師發放外氣爲人治病，也是利用能場感應的原理。病人的患處大都肇因於氣瘀、血瘀，或有壞的能量、壞的物質堆積，氣功師將強大的氣場加諸患處，可以引導患處氣機流動，「氣行則血行」，氣血流動就能破壞病灶，達到治病的目的。據聞太平天國的洪秀全，病人只要讓他看一下，病就好了，其原因是洪秀全的能量很高，他在注視病人時已將能量投射在病人身上；換言之，他用眼睛就可以發功治病。

我認爲，發功治病最好要再佐以按摩，運用拍、推的手法，震動患處的固形物使其分解排出，固形物不清除，日子久了可能會再發生堵塞。發功爲人治病，同樣會損失自己的元氣，而且多多少少會感染到病人的壞能量，必須將這些壞能量排出去；如果碰到的是因果病，那就更加麻煩。

這裡我們順便提及另一種與按摩相關的醫療術：一九八五年美國人帕爾瑪（D. D. Palmer）開發了脊椎矯正術（chiropractic），經過長期的研究，他發現脊椎骨常因爲半脫位而導致腦部精神脈衝干涉，並壓迫脊椎骨上的神經之事實，導致四肢酸痛、器官機能下降、身體自然治癒力變差等症狀。我們平日姿勢不良，或因工作、運動、搬重物，甚至跌跤，大部分的人都會有脊椎半脫位的現象，身體的許多病變都來自脊椎的受傷。

脊椎矯正術在中國武術稱爲整脊，整脊之後還要撥筋、理氣、正形，脊骨的脫位也會造成筋肉的移位及受傷，以致形成氣的阻塞。因爲脊椎及其兩旁筋肉必須有氣的支撐才能維持強度，如果光只是整脊，不把筋絡撥回，將氣打通，矯正過的脊椎容易再度脫位。據我所知，在台北市內湖成功路的巷子裡有一位撥筋理氣的高手，常有運動選手去找他醫治運動傷害，可惜他不整脊，如果你在別處整脊之後再經他施術，才算完成整脊、撥筋、理氣的療程。最後的正形最爲深奧，正形與現代的整形美容外科不同，氣功師必須觀內景看出病人全身的氣是否均衡，察看哪個部位氣有偏斜、阻塞，還要用很強的功力將之調正打通。

古眞云：「道在苦修妙在傳，須得明師點玄關。」練功的人最期望師父「指點」，所謂「指點」，其眞正的意思是「用手指點開穴道」，有時候師父是用手指直接接觸穴道，有時候則是隔空開穴，這跟發功治病的原理類似，但師父開穴的氣更集中，穿透力更強，而且氣更有內容，等於在你的穴道種下一個「磁母」，成爲練功的原料。開穴必須藉用天地的能量，而且包含宗派傳承的意義在內，這是功夫裡面最頂尖的祕訣，門派的掌門師父通常只會傳授給「傳人」，其他徒弟別想聽到一個字。至於一般的灌頂，只是用能量誘發腦波改變而造成共振，雖然也可以引進能量，但其穿透力及內容並未達到開穴的程度。

談特異功能

全世界有很多科學家在研究特異功能，特異現象的確玄妙難測而又令人好奇。特異功能類似俗說的神通，我認爲大約可分成兩類：㈠自然信息場的解讀；㈡高次元空間的運動方式。其實這兩類是一而二、二而一的，但是將它分成兩類比較容易說明。

先說第一類。我以前上班地點在台北火車站前的新光三越大樓，有一天我正與住在南港的大師兄通電話，一位鄰座的同事抱著腰說好痛，大師兄在電話中聽到他喊痛的聲音，就在電話裡跟我說：「你那位同事腰部有一團黑氣，大概是受傷了。」大師兄與我這個同事素不相識，而且火車站距離南港至少也有十幾公里，他在電話那頭就可以遙診。

還有一次，李小龍的師弟從香港到台灣來學藝，暫住在大師兄家裡，有天在喝茶閒聊的時候，他說他香港的家好像不太乾淨，大師兄馬上描述他香港住家的位置：「從一條小巷子進去，左拐右拐，在一棟公寓的三樓，窗戶上還貼滿了符咒。」讓他嚇了一跳。其實，大師兄從來也沒有去過香港。還有一次，大師兄的家住在四樓，有一天靜坐時，眼前突然出現樓下淹水的景象，他趕緊去採買了一些糧食飲水，三天以後，來了個大颱風，樓下果然淹水。

靈通屬特異功能之一，靈通可以分爲四個層次：(一)靈媒：本人識神退位，由他靈入舍管事。(二)代言：本人識神清明，可與其他高靈對話，或由高靈指示執行任務。(三)得道：修行人意識進入異次元，直接解讀自然界之影音信息。(四)神仙：全知狀態。總之，所謂靈通即是意識的轉換、運作。

中國自古流傳一句話：「秀才不出門，能知天下事。」很多人猜測這句話的意思，古時候沒有報紙，也沒有電視、電話、手機，更沒有網路，爲何秀才不出門就能知天下事呢？總不會有人每天千里快馬傳遞訊息吧？諸葛亮隱居在襄陽城西的一個小村莊隆中，劉備冒著嚴寒三顧茅廬把他請出來，他果然「運籌帷幄，決勝千里」；周文王到渭水河畔敦請姜子牙佐國的時候，姜子牙已經年近八十了；周武王奉爲國師的鬻熊、呂尙也都到了耄耋之年，鬻熊甚至已經九十歲，這些糟老頭，要是現代人早已住到療養院去了。古時候經常有君王去敦請隱士出來佐政的記載，那些隱者長期蟄居山林，卻通曉天下事，其理何在？

根據道書的記載，中國修道家擁有特殊功能者不勝枚舉，我們在這裡只舉一例：東晉的葛洪及其先祖葛玄是傳說最多的活仙人。有一次葛玄和吳太守舟遊揚子江，不料遇大風翻船，同舟的人都死了，翌日卻見葛玄飄飄然踏水而歸；一日，葛洪在河邊散步，見一長約兩公尺的死魚，心生憐憫，便畫一符咒放入魚口中，不一會，死魚復活躍入水中。當然，這一類的傳說和神話，現代人是不會相信的。

在賽斯資料裡面有一段敘述，高靈對一個凡人說：「在我們的國度裡，任何一個老太婆都比你們世間的博士聰明。」靈界的老太婆爲什麼會比凡間的博士聰明？因爲她只要擁有一項本領就足以超越博士了，那就是，她知道一切的「眞相」。人類的知識大都來自資料的蒐集，但是資料總會有遺漏、成見或偏差，老太婆可以看到全部的信息資料，這就是全知的智慧。人的本性本來是全知的，但是自出生之後，因後天識神主事，認爲物質才是唯一的存在，而且人的一生沾染太多七情六慾等習性，把本性的能力逐漸掩蓋了，所以佛家說，人類是處於「無明」的狀態。

在《與神對話》（*Conversations with God*）一書中，一位高靈告訴我們一個觀念：「以靜定（still）開始，讓外面的世界安靜下來，內在的世界就可以帶給你視力（sight）。」我們在前文也談過「心滅則性現」的道理，只有在感官意識休息的時候，深層的意識才會浮現。

物理學家波姆認爲宇宙中的量子勢帶著信息，以古典的觀點而言，整體是部分的總和，但量子勢的觀點是「整體組織了部分」。換句話說，在大自然中任何地方發生的任何事情，所有的粒子都能取得這些訊息，立即傳遍各處，亦即空間的每一個部分，都具有整體空間的信息。老子說：「不出戶，知天下；不闚牖，見天道。」爲什麼不出門就能知道天下事？爲什麼不向窗外觀察就能明白宇宙的道理？這就是因爲古代的隱者久居山林僻靜之地，得以專心練氣修道，意識的層次已修練得非常高，可以解讀大自然的信息。得道者的認知過程是靈→感→悟→知，由靈感而來的信息爲眞，所以是智慧；而常人的認知過程是知→悟→感→靈，恰好相反。知是眼觀耳聽蒐集來的經驗資料，這是知識，知識不一定全然爲眞。明朝大儒王陽明也練氣功，他在家中即能預知四位友人來訪，並預令家僕半途迎接，他在《傳習錄》一書中說：「天下無心外之物。」意指特異功能皆源於意識的作用。易言之，特異功能即是「意識之轉譯」所產生的能力，所以在啓發特異功能時，意識必須處於靈、感的「空靈狀態」，不可處於知、悟的「思維狀態」；而且，提升意識時也同時伴隨著提升能量，因此相當耗費能量。

諾貝爾物理獎得主湯川秀樹年輕時研究陷入困境，卻在一天早晨腦海裡突然出現了一個數式，而成爲中子理論的基礎；法國笛卡兒在夢中忽然出現一段文字，後來成爲笛卡兒哲學的第一原理；德國化學家科庫勒（A. Kekule）有一次坐在公共馬車上打瞌睡時，腦中出現兩個分子式結合而成的大分子式再分裂爲幾個分子式的規則，因而發現分子構造論。此外，牛頓因爲看見蘋果從樹上掉下來得到靈感而悟出地心引力；伽利略在比薩寺院中看見天花板上懸掛的油燈搖動而發現鐘擺理論；愛迪生也承認，他的許多發明並不是想出來的，而是「由心底浮現出來的」。由上述這些例子得知，一些大發現、大發明的解決關鍵往往得之於靈感，莫札特在短短的一生中留下豐富的作品，想必也是因他的靈感永不枯竭。

人類的六識即是我們的感官，利用感官觀察事物的頻譜範圍、視野寬廣度有限，超過某個限度就無法察覺。比方說，狗看得到的東西，我們人就不一定看得到；而且，人受到七情六慾的影響，腦部充滿雜訊，使意識停留在較低的層次。在超出人類意識可以覺察的範圍之外，大自然的信息就像廣播、電視的波一樣無所不在，端看我們有沒有能力接收解讀。因爲意識分成許多層次，如果一個人的念波很強，或者本身的能量提升到一個程度，他的意識就能突破次元的限制，可以解讀自然界的信息。成書於東漢的道教經典《太平經》說，修練功夫深者「開明洞照，可知無所不通，預知未來之事」。開明洞照的意思就是能夠了解宇宙的一切信息，想要觀察現在過去未來，就像我們看電視、聽廣播這麼方便。

在坊間出版的一些「神寫的書」裡面，常會看到高靈帶著凡人去看累世記錄的情節，不論經過多少個前世來生，都像紀錄片一樣可以立即翻閱瀏覽。時間及空間只是物質世界的遊戲規則，在人類所處的三維時空，我們感覺時空是連續的，我們有距離的空間感覺，亦即事情有先後順序。其實，眞正時間、空間的本質是「此一時間點」等於任何時間，「此一空間點」等於任何空間，換句話說，我們所在之處即是無所不在的空間，我們此刻的時間也是過去、未來的時間。《金剛經》說：「過去心不可得，現在心不可得，未來心不可得。」這是佛家勸人活在當下的道理，在幾千年前，佛經、道書能夠留下這類的言論，表示有不少高人已經明白多次元空間的本質，神通對於這些高人而言，不過是自然的現象。而修道的意義，即是人在有生之年，期望能夠修練出適應高次元靈界生活的能力。

透過解讀大自然傳達的信息，特異功能者可以遙測他人的病情，對於自己的身體就更不用說了，功夫高的修行者在靜坐的時候，可以用「觀內景」的方式觀察自身的經絡、氣脈、內臟、骨骼，甚至可以微觀自己的血球及細胞。

氣功師爲什麼能夠發功爲人治病？因爲氣功師是大氣場，病人只是小氣場，大氣場可以帶動小氣場。我們可以做個實驗，將手掌放在病人的患部附近，如果是發炎症狀，我們就可以感覺到熱濁之氣；如果是功能衰退或陰邪聚集，我們就可以感覺到陰寒之氣。氣功師能以較大的氣場將病人患處阻塞的病氣驅逐，讓氣血恢復通暢，以達到治病的效果。科學家發現，人在精神完全統一的時候，會出現1＋1=1的超數學法則，大氣場與小氣場同步，修復缺陷，使小氣場回歸正常。還有一種遠距離發氣治病之術稱爲「遙禁法」，據葛洪《神仙傳》記載，漢末道士黃盧子葛越「甚能治病，千里寄姓名即治之皆癒，不必見病人身也」。我的一位道兄住在中部山中，他也曾在家中發功將上海的一位小女孩的病治好了，而中國亦曾做過多次實驗，證實遠距發功治病的現象的確屬實。由於發功者的念波不受任何物質阻隔，而且念力的速度很快，所以不受距離的限制。但是，部分擁有特異功能者，自己本身的病反而治不好，其原因在於沒有鍛鍊精氣、打通經脈之故。

日本人山本健造在他的《六次元超能力》一書中指出：三次元的空間加上時間、能量、意向即成爲六次元，山本在精神統一時進入六次元空間的情況下，能夠自由的擴展自身的生命場，可以看到千里遠的事物，可以治癒遠方的病患，也可以看見自己體內的微細組織；日本人高藤聰一郎在《超級仙術入門》一書中也談到，他出神時進入寶石、名畫、瓶子、金屬等物質裡面遊覽，參觀這些物體內部景象的情形。

特異功能者能夠接收、解讀自然界的信息，只要他們心血來潮，想了解某件事情，即可看到、聽到異次元信息所呈現的影像、聲音，科學家所做的實驗如心電感應、耳朵識字、手指識字，念力攝影等，大都類似這一類功能的顯現。佛的能力更大，根據佛經敘述，佛陀可以自由進出三千世界，可以在一粒砂中看到一個世界，可以在一杯水中見到八萬四千個生物。這些描述並非神話，大陸長春中醫學院曾做過一項實驗，一位來自廣東省湛江市的青年能用肉眼觀察血液裡白血球的數目，竟與一百倍顯微鏡所觀察的相同。一個人擁有微觀能力時，其意識實已進入異次元的世界。

此外，中國專論氣功的作家柯雲路在《大氣功師》一書中曾有一段內容描述，一位氣功師在與友人談話的當中，突然說：「有一個人快發生車禍了，我得趕快去救他。」他的靈體可以瞬間趕到車禍現場救人。八年前，我女兒也發生過一件離奇的車禍，她在讀國中的時候，有一天放學時，一位同學在馬路對面呼喚她，我女兒急著過馬路與她會合，沒注意到一輛公車正要左轉，就在馬路中間被公車撞個正著，據在場的同學說，公車的葉子板都被撞凹了一塊。我女兒被緊急送往醫院，卻意外發現什麼傷也沒有，經過一個小時的觀察之後就出院了。此種現象，又牽涉到每個人的「保護神」的奧祕，因保護神的護佑而免於災難的報導很多，這也是科學難以觸及的領域。

接下來談高次元空間的運動方式。雜誌報導，義大利有一位小女孩，將一個網球交到她手中，她把玩著球，突然就把網球有毛的一面翻到裡面去，而把裡面的橡皮翻到外面來，整顆網球卻是完好的；大陸蒙古特異人士高娃能從封閉的藥瓶中取出藥錠來。特異功能表演者最著名的當屬傑利・耶拉，他自七○年代初期即多次在歐、美、日電視節目中演出彎曲金屬的超能力，曾對他的超能力進行研究的機構及學者包括美國的七位博士、英國的六位博士及法國、丹麥、加拿大、南非等國數十位科學家，經過多次的測試，所得到的結論是「不可解」。

美國超心理學家威爾伯（Ken Wilber）寫的《萬法簡史》就主張人類必須朝著更高的意識發展，他說：「在某一空間層級的『完整』，只是相鄰的較高層級的一『部分』，相鄰的較高層級可以操作較低的層級。」最低的層級最濃稠、片段而不完整、約束較多，較高的層級則比較不濃稠，且更具整體性，因此，自我（self）在攀登高一層的意識層級之後，可以組織運用下一個層級。由此可知，特異功能和通靈現象，是源於一個人的意識能量能突破次元限制之後所產生的能力，其能力可以操縱物質中的意識粒子，可以改變物質的組成份子。我曾看過電視報導，有一位神父幫人治病，一個殘障者原本一隻腳長一隻腳短，但經神父輕輕一拉，兩隻腳就變得一樣長了，如果不是神父能控制物質，如何辦得到？

目前大家所知的特異功能人士，大都是「天賦」的能力，還有一部分人是遭遇突發事故，因而突然出現超能力。大部分的發功者必須進入鬆靜狀態才能顯現特異功能，亦即將低層能量轉譯成高層能量大量輸出，所以在表演之後常會感到非常疲累；而且，在大眾面前表演的場合，由於受試者心理緊張、情緒波動，經常無法進入高層意識，因而影響演示的重複性，令人對特異功能產生懷疑。但是，一個人如果能夠透過修練提升自身的能量和意識，特異功能與神通就自然逐步顯現，道行高的特異功能者，就不易發生臨場退轉的現象。然而「眞人不露相」，高人豈肯像隻猴子一樣當眾表演任人觀賞？

第八章

氣與養生

排濁納清保健康

中國四川老人李青雲生於清康熙十七年，活了二百五十幾歲，他本來長居深山採藥為生，但於民國十八年移居縣城之後，第二年就逝世了；英國農人巴爾於一百五十二歲時蒙國王召見至倫敦住爵士家，竟吃了豐盛的筵席致死，為什麼這些壽星經不起塵囂的摧殘？其原因應該是久居山林潔淨的身體，被城市的髒物給污染了，長保暢通的氣脈突然間被阻塞的緣故。

最注重形體練養的東晉修道家葛洪在《抱朴子》一書中說：「欲得長生，腸中當清；欲得不死，腸中無滓。」他指出若要長生不老必須先將肚腸清乾淨，不可留有宿便髒物在其中；諾貝爾獎得主俄國生理學家愛黎・美基尼可夫（ElieMetschnikoff）在他的《長生不老論》中也說：「食物在腸內腐化，產生有毒物質，被腸管吸收，循環全身導致衰老。」人會衰老的原因，部分是源於自體中毒，除了消化產生的毒素之外，我們還吃進、吸進了許多化學毒素，同時，體內死亡的細菌、細胞，代謝過程所產生的廢物、自由基，以及運動所產生的乳酸等等，都會累積在人體裡面損及健康。

物質有固體、液體、氣體三態，同樣的，我們身體產生的廢物也有三態，排便是固態，排尿、排汗是液態，呼吸、放屁則是氣態。固態、液態是實質，而且有重量，會產生便意、尿意而催促我們上廁所，不容易積存體內，除非患了長期便祕；身體有濁氣時，雖然呼吸、放屁能排掉一些，但仍有不少積留體內而不自覺，長期以往就會發生自體中毒。一般人身上濁氣很盛時，會覺得身體酸痛、不舒爽、精神不濟，但濁氣沉澱下來之後，它就會附著在我們的組織及器官裡面。

俗話說：「一屁千服藥。」屁放不出來，是一件相當嚴重的事，君不見，開過刀的病人都眼巴巴的等著放屁，因為手術後放屁才能進食，等了好幾天，病人終於放出屁來時，就像天降福音一樣，親友們都歡聲雷動。因為腹部的腑氣屬陽，利補不利洩，留日的莊淑旂博士即認為，腸內的廢氣如果不能很順暢的排出，滯留在腸內會壓迫腸管周邊的神經和血管，成為萬病之源。

練氣功的人，早上起床都會放一個又長又響的屁，名為「功夫屁」，因為我們的內臟經過一晚上的排毒，毒氣都下行儲存在肚子裡，非將它排出不可。我們最好養成早上排便的習慣，將整夜累積在肚子裡的毒物、毒氣趁早清除乾淨，否則毒氣會被大腸再吸收循環到身上來，而且排便不定時也容易造成便祕，對健康極為不利。

髒氣為什麼會影響健康呢？記得國中時上一堂自然課，老師解剖兔子，只見老師用一個注射筒將空氣打入兔子體內，不一會兔子跳動一兩下就死了，顯示空氣阻塞血流會致命，我們的身體如果長期儲留髒氣，同樣會阻緩氣血的流動。尤其人身胸腹之間的心窩處有一個狹窄的通道，我們的大動脈、大靜脈以及大氣脈都由此通過，胃腸脹氣時，容易阻塞這個通道氣血的流通，嚴重時會讓人死亡，醫學臨床上有許多「原因不明」的猝死者，常發現胃部有異常脹氣的現象。

清氣會推動血液流動，但濁氣停留的地方反而變成「氣阻」，就像電流碰到電阻就難以通過一樣。人類的身體阻塞的類型有三種：血瘀、氣瘀、痰瘀，其中氣瘀無跡可循，最是難治。體內髒氣越多，氣脈阻塞得越厲害，對健康就越不利。我們平日如果改吃幾餐生機飲食，或多吃含有益菌的優酪乳，對清除體內廢氣有些幫助，但是要徹底排除積藏在胸腹之間的濁氣並不容易。

「排濁納清」對練習氣功的人而言，是一項很重要的工程，最好能做到《呂氏春秋》所說的「精氣日新，邪氣盡去」的地步，因為氣也要天天新陳代謝，才能保持健康、長生不老。排濁納清的工程又要分氣、血兩方面來進行：㈠血的方面：要利用乾淨的血，將骯髒的血推向身體的過濾系統，如肝臟、腎臟，以清除毒素廢物。㈡氣的方面：要利用清氣去推動濁氣，將積留體內的濁氣排出。隨著年紀增加，我們體內的氣逐漸減少，血液也變得又濃又髒，不但清除廢物的功能下降，而且容易造成血管沉積硬化而阻塞。

武術家有一句口訣：「氣洗血，血洗五臟，湯水洗六腑，汗水洗筋骨皮肉。」我們練丹田氣時，讓氣和血在丹田裡混合，以陽氣的動能讓血氣化、活化，血液便能回復良好的功能，在流經五臟的時候就能清除其中的濁氣，所以說「氣洗血，血洗五臟」；喝湯喝水能潤澤消化、泌尿系統，並利用排汗沖洗積存在筋骨皮肉裡的廢物，所以說「湯水洗六腑，汗水洗筋骨皮肉」。《內經》云：「氣血交融，其病焉在？」氣血通暢，則百病自癒。氣的性質與電一樣，都是陽向陰流動，要讓氣流動有兩個方法，一是以陰引陽，一是以陽攻陰，這都需要清氣流量夠大、動力夠強，氣脈較細之處還得要長期攻堅，才推得動濁氣，讓它排出體外。

人體有一個奇特的現象，長久以來，科學家發現人體的內臟是道地的「左派分子」，因為它們大都偏向左側生長，心臟如此，肝臟、肺臟、脾臟及胃腸也如此，這個現象使得科學家百思不解。其實這就是「左脈升，右脈降」的原理，「左行氣」上行，「右行血」下行，左脈提供氣化、生長的能量，右脈則用來沉澱濁氣、新陳代謝，因此內臟會偏左發育。

科學家也發現，多數人左右肢體的皮膚溫度並不相等，其皮膚電位活動也有不同步、不對稱的現象，為什麼會這樣呢？這就是陽氣往陰氣流動所產生的現象。人身上半身屬陽，下半身屬陰；左半邊屬陽，右半邊屬陰，所以血氣一定是由上而下、由左而右流動循環的。《內經》云：「陰陽者，血氣之男女也；左右者，陰陽之道路也。」陽主動，所以我們的心臟偏左邊，陰主靜，所以我們的肝臟偏右邊，我們的消化系統也都是向右邊開口的，心靜的時候你可以察覺放屁也是由肛門的右邊排出，所以左邊是身體生長的方向，右邊是身體排濁的方向。我們的陰竅引氣入地的路線共有三條，中間是正道，加上左右各一條，左上右下，所以排濁入地應該用右邊這一條。

要明白這個道理，我們根據下列三個方法來實驗：㈠多用點力氣呼吸，會發現左邊的鼻子比較通，右邊的比較塞（這是白天的現象，夜晚則相反）。㈡天氣熱時，即使沒有運動，你會發現左邊的腋下比較乾，右邊比較濕，表示右邊排汗較多，氣味也比較臭。㈢站三七步時，你會發現站右腳時比較順、比較耐久，站左腳就有點怪怪的，因為右腳的氣是下行，左腳的氣是上行，順行當然比較舒服。

以上三個實驗，可以讓我們體驗氣是由左往右流動的原理。但是，主靜的右邊如果經常缺少運動，便較容易阻塞，所以平常我們就要多動右邊。左撇子運動的是左邊，右邊太靜，所以根據英國的調查發現，左撇子罹患氣喘、糖尿病的機率偏高，罹患局部潰爛結腸炎的比例竟高達百分之二十一。我們練習氣功，如果能練通左右脈，排濁就具有主控性，將左脈串連右脈成為一個循環圈，左脈的動能就會將右脈的濁氣推動往下排，尤其「肝陽上亢」的時候，將左右脈連通繞行數圈，肝火自然下降。

濁氣的成分是什麼呢？物理學家薛丁格（E. Schrodinger）在《生命是什麼？》一書中指出，由於人體熵值的增加，會產生身體內熱以致功能失調，使人體抵抗力下降。練氣可使人體負熵化，排除體內多餘的火氣，其原理即因練氣能加強體內氣的循環，以清氣代換體內的濁氣。在人體的濁氣裡面，火氣、廢熱占了相當大的比重，醫學界很早就發現老化可能和身體慢性發炎有關，認為器官的局部神經受到強烈的刺激時，會影響組織而發生負性營養反應，提供細菌發育的良好環境，以致遭到傳染而使組織發生壞死、發炎等現象。醫學家認為，人體體溫如能降低一度至二度，則可多活幾十歲。

金元四大醫家之一的朱丹溪認為，內臟發炎導致衰老，其病因在於陰氣不足、陽氣有餘，叫做「陰虛內熱」，因此主張用滋陰瀉火的方法防治老年病，他的理論對後世影響很大，使得清代江南的醫家多主張養陰延年；明代醫學家張景岳的觀點則認為「陽非有餘，真陰不足」，而成為「溫補派」首領，總之，上述這些說法其原理都大同小異。

因為髒氣尚屬物質，所以排濁納清所用的氣也是比較偏向物質的「精氣」，才有足夠的動力將之推動；至於人體內的陰邪之氣則比較偏向能量，所以要用比較偏向能量的先天炁加以驅除，先天炁作用於神經系統及人體電路，並不能用來打通氣脈、排除濁氣，不同的氣各有不同的功用。

基本上，任脈用來補氣，督脈用來發氣，排濁因為需要推進力，所以要走背部督脈才有足夠的動能，也就是所謂的「走陽線」。一般而言，行氣督脈大都是由下而上，但是唯一例外的是腦部排濁須採「督脈逆行降濁法」，氣由頭頂沿督脈下行入地；胸部腹部的排濁功法則較為複雜，須先發動丹田混元氣，打向背後的仙骨，行氣上升至夾脊，然後快速旋轉夾脊，打向前胸，再往下行經心窩之狹小管道，經過丹田、陰竅，循腿部內側陰經下行入地；另一種功法是升左脈，降右脈，打通三焦氣向下排濁。進階的功法是長期意守肚臍及丹田，使胸、腹之間的穴竅氣脈一一打開，將隱藏在氣脈之中的濁氣排除淨盡，但是要打通全身經脈，功法相當繁複，須經過漫長歲月修練，可說是練氣過程中最大的挑戰。

排濁功法還有「天門排濁法」、「靜脈排濁法」、「對流排濁法」等等，種類繁多。大凡功夫到了一個境界之後，練氣的人都會花很多心思研究排濁，也常有人創出自己的獨門心法。畢竟對我們生命產生最大威脅的就屬濁氣及邪氣，這兩樣東西不除，功夫再高也是枉然。

打通全身經脈之後，只要經常保持身上的氣由上而下同步順行，大體上就不容易存留濁氣。但是排濁也要預防洩之過甚，損及功力，在洩淨濁氣之後，我們可以在氣入尾閭之際，反向扭轉攻入胎元，就能補足元氣。

在萬頭鑽動的大賣場、舞場或類似資訊展之類的場所，濁氣都很重，最好少接近；身體中除了物質性的濁氣之外，也會有能量性的陰邪之氣侵入，必須運用「起火降魔」的功夫加以清除。還沒有練到可以自保的程度之前，最好少接近墳墓、殯儀館、靈骨塔、陰廟、醫院、命案現場等場所，路見葬儀車隊，也最好顧左右而言他，不可好奇注目，以免中祟。

通三焦、降火氣的方法

排濁納清最大的難題在排除胸中的髒氣，因為胸部有肋骨包圍，裡面有心臟、肺臟等器官，不容易運用外力加以運動，所以胸部經脈最難打通；而且胸部的神經結點和穴道特別多，是全身最容易堵塞的地方。丘處機在《攝生消息論》中說：「風冷易傷腠理。」起風天寒時要注意保暖，否則會使胸腔的氣脈閉塞，老人在氣候變化時血氣循環即容易出問題。在練氣過程中經常會發生胸腔「點痛」的現象，讓許多練氣的人吃足苦頭，而這些痛點有時是五臟不調的反應。

晚唐女道士胡愔著有《黃庭內景五臟六腑圖》一書，專門討論五臟六腑的生理、病理、診斷及治療，她說：「五臟堅強則內受腥腐諸毒不能侵，外遭疾病諸氣不能損，聰敏純粹，祛老延年。」胡愔所說的「腥腐諸毒」，除了食物腐化所生的毒素，還包含現代醫學家說的人體熵化所造成的內臟發炎現象，有如魚、肉不新鮮時發出的氣味一樣，在練功時，偶而噯出來的氣會讓我們聞到這種味道；有些中年人身上經常會發出一股臭味，也是內臟發炎所致。人會生病、老化、死亡大都源於內臟發炎、硬化、長癌，如果我們能夠保持內臟之潔淨及強固，讓內臟的功能運作正常，則健康長壽有如囊中之物。

要清除胸腹髒氣，必須打通三焦，何謂三焦？明朝著名醫學家張景岳將研究《內經》的心得寫成《類經》一書，他指出三焦是：「臟腑之外，軀體之官，包羅諸臟，一腔之大府也。」易言之，在胸腹之間，除了五臟六腑之外，其他的空間統稱為三焦。三焦主持諸氣，總司人身體內氣化之運行，醫書上說：「上焦如霧，中焦如漚，下焦如瀆。」下焦最濁，中焦其次，上焦較清，為什麼我們的身體要設這種機制呢？因為我們的臟腑溫度相當高，必須有氣在周遭流動，才能常保新鮮，不致腐敗，所以《難經》說三焦是「主通行三氣，經歷於五臟六腑」，即指三焦氣是不斷在臟腑之間流動的氣，讓臟腑的氣能夠新陳代謝。內臟發炎是影響健康及壽命的一大原因，要改善這個情況，打通三焦乃最佳解決之道。

清末精通中西醫學的唐宗海在《醫經精義》一書中說：「胸腹之內，通身之膜皆是三焦。」三焦就是連著胸腔、腹腔以及臟腑的那些「膜」。《性命圭旨》又說：「膈膜在肺下，與脅腹周回相著如幕，以遮濁氣，使不熏蒸上焦。」我們吃下的食物在腸子裡腐化，腸子所儲存、吸收的氣是食物腐化之後的濁氣，它必須經過三焦一層一層的過濾，才能成為比較乾淨的氣，讓我們的臟腑的氣能夠以清換濁；而且腸子吸收的濁氣帶有火氣，如果過濾功能不良，火氣直襲上焦，中醫稱這個現象為「上焦有火」，患有這類毛病的人相當多，調理起來頗為麻煩。

三焦氣必須周流不息，因為上焦的氣積久了也會變髒，所以也要不斷的流動、更換。人體的三焦本來是通暢的，隨著年紀的增長以及體內廢物的累積，各層的過濾效果會逐漸變差；上焦的氣髒了也必須往下排，但是上焦往下排氣的管道最容易堵塞，所以練氣要打通三焦，讓它回復循環代謝的功能。人體的構造都是一正一反的，任脈、督脈是一上一下，同樣的，三焦也是左脈上，右脈下，如此才能造成三焦氣的循環。

濁氣外排時，上行為打嗝、噯氣，下行則為放屁。濁氣下行外排時，也會帶出丹田裡的一部分清氣，但還是應該將它排放乾淨比較恰當，歷代修道者有人認為氣很寶貴，主張緊撮穀道（肛門）忍氣使不外洩，反而對健康不利。納清與排濁是一體之兩面，練氣之初，我們將清氣吸進體內，就會驅逐濁氣，這時會產生腹瀉、皮膚發癢、長疔痘等排毒現象，這叫「納清排濁」；相對的，我們將身上的濁氣不斷往外排，騰出的空間就能輸送清氣進去，這叫「排濁納清」。如果光練清氣，不排濁氣，終究還是會生病。

濁氣下行外排時，有句俗話說：「臭屁不響，響屁不臭。」原因是上焦的廢氣往下排的時候，因為輸送管道距離比較長，它強勁的衝力就會讓肛門發出聲響，但上焦的廢氣並不太臭；大腸的廢氣往外排時，因為距離短，比較不容易發出聲響，但那是食物腐敗產生的瓦斯，所以其臭無比。《華佗中藏經》說：「三焦通，則內外左右上下皆通也。」

三焦氣打通，全身髒氣排盡，令人感到身輕如燕、通體舒泰，讓人健康長壽。

氣功高手可以利用功夫排濁、排熱，但一般人短期內學不來。現在我介紹一套降火的功法，招式簡單，人人可學，這套功法叫「赤龍絞海」，《樂育堂語錄》：「舌舐上顎，使赤龍絞海而真津始生，化為甘露神水，以伏離中之火。」這個功法用來降火氣頗為有效，其步驟如下：

(一)坐姿、立姿皆可，背、頸打直，收束心神。

(二)舌頭盡量往後捲，舌尖頂在上顎後部的軟肉上，順時鐘轉三十六圈，再逆時鐘轉三十六圈，轉完了口中應該會冒出許多口水。

(三)將口水分三次嚥下，每一次嚥的時候都要用心將口水循任脈送到丹田。以上動作共重複三次，也就是要做「三口九嚥」才算完成一功。將口水嚥到丹田，叫做「玉液還丹」，但以赤龍絞海或呼吸調和之後所產生的「甘涼之津液」較有效用。

我們身體有水、火、風三條路線，火路走身前，水路走背後，風路走中線，這套功法就是要調水路。報紙雜誌曾經報導，有人不帶水可以穿越沙漠，而且還可以吃餅乾，就是因為他身上水路暢通，身體可以吸取外界的水氣。練「赤龍絞海」可以將水氣循水路由下往上抽上來，用以降火潤身，我們平常覺得火氣大、口乾舌燥時，就可以練這套功法降火。此外，當有感冒徵兆時，就得趕緊練火路，在吸氣入丹田時，觀想任脈成為一條燒紅的細鐵線，幾分鐘之後，鼻塞通了，感冒也好了；很多人鼻子過敏經常鼻塞，如果會練火路，鼻病即可痊癒。

但是，由於腦到心之間的線路被嘴巴截斷，所以由腦下行到心，只能下降清氣，不能降濁氣，因為濁氣屬物質，需要實體線路輸送，所以腦部的濁氣必須採用「督脈逆行法」降濁。此外，因為胸腹之間有橫膈膜擋著，腹部的濁氣常會卡在心窩附近，無法上升，這是人體的自衛功能；練氣功的人把氣吸到丹田，由於氣會上浮頂到胃部，也會讓人經常感到胃部脹氣，所以名門大派在練功的時候，會在肚臍以上三指幅之處建立一道「守氣紋」，用意在鎖住腹部的氣，不使濁氣上升。平日經常旋轉帶脈，也有阻擋濁氣上升的作用。

吃太飽也容易脹氣，據美國的一項研究，有一個注重飲食健康的團體叫「卡路里限制協會」，其成員的心臟狀況比同年齡的人平均年輕達十五歲，參加研究的會員每天攝取熱量限制在一千四百至二千卡路里之間，他們的脂肪只占身體的百分之七，遠低於常人的百分之二十五。華盛頓大學醫學院研究人員認為，限制熱量不僅可以減緩老化速度，甚至有反轉老化的作用。《管子．內業篇》：「食莫若無飽。」張湛《養生要集》一書也說：「禁無大食，百脈閉。」歷代養生家主張節制飲食的人多得不勝枚舉，活到九十六歲的楊森將軍也是以「頭冷、腳熱、腹空」為養生三原則。總之，飲食太飽，容易導致體內脹氣而使氣脈發生阻塞，當然對健康不利。暴飲暴食所產生的胃部脹氣，甚至會令人致命。

波動的情緒是健康殺手

有一回朋友老黃搬家，老是覺得胃不舒服。他問我吃什麼藥比較好，我看他氣色不佳，建議他去給中醫把把脈。他到了中醫那兒，醫生把完脈，劈頭就臭他：「這哪是胃病？這是心病！你痛痛快快的去花一筆錢，病就好了。」原來老黃為了省錢，用他那輛破車自己一趟一趟的搬，但是冰箱實在太大太重了，他一直在煩惱不知怎麼搬，聽了醫生的話後，他只好請搬家公司派車搬來那台冰箱。說也奇怪，冰箱搬妥之後，他的胃病也好了。

十幾年前，有一回我感到胸部疼痛，持續了好長一段時間，運功自療治不好，找醫生拿藥吃了也沒效，相當苦惱。一天我遇到一位通靈的朋友，他對我說：「你家客廳是不是掛了一幅畫？它被擋住了，它在抗議喔。」我趕回山上家裡一看，畫果然被一座立扇擋住了，我連忙將它移開，幾天以後，我的胸痛就逐漸好了。那是一幅蘇州畫院副院長孫君良畫的姑蘇拙政園亭台樓閣，因為是畫家集中精力畫出來的，畫本身就有氣，加上正對戶外的山水，長期以來吸收了不少天地靈氣。這個現象顯示，即使在寫字作畫時，只要靜心凝神，作品都會存有創作者的氣。用心即用氣，純粹的用心能使氣加強，但憂慮的用心卻會使氣紊亂。

日本田園都市醫院院長春山茂雄指出，精神上的壓力會讓身體產生毒素和自由基，釀成疾病，如果一個人的情緒老是很沮喪，身體就會朝著「沒有用」的方向走；如果一個人老是很憂慮，身體的情況就會變嚴重，這就是所謂的「病由心生」。現代醫學有所謂的身心官能症（psychosomatics），亦即心因性疾病，原因是心理和生理會互相影響，顯示身心是一體的，是息息相關的。反過來說，一個人心情愉快時，頭腦會自動分泌腦內啡，使腦細胞年輕，而且體內負責消滅病毒的T細胞也比較活潑，大大提高了免疫力。台大病理科醫師李豐三十年來長期在顯微鏡下看人體細胞，她說：「人在高興時，細胞很圓潤，就像十八歲的年輕人；人在生氣時，細胞縮縮皺皺的，就像八十歲的老頭子。」可見人精神愉快時，細胞充滿了氣；煩惱生氣時，細胞就洩氣了。

美國心理學會發表了一篇報告：加州大學調查了二十七萬人，研究結果顛覆了傳統的理論，認為是「快樂使人成功」，而不是「成功使人快樂」，台灣俗語則說得比較俐落：「三八人好命。」這句話不是說一個人三八兮兮就會好命，而是昔時民風保守，樂天開朗的人看起來有點三八，就如同免疫力強的人比較不容易生病，快樂的人不是沒有遭受過打擊，但由於「情緒的免疫力」較強，很快就能從挫折中康復，重新笑嘻嘻的面對生活。

《呂祖百字碑》云：「真常須應物，應物要不迷，不迷性自住，性住氣自回。」練習氣功的人平日應接人情塵事，必須事來則應，事去不留，光明正大，這叫「不迷」，不迷才能清心靜性，氣自然復命歸根。

身心協調是健康的一大關鍵，但是身、心能夠密切配合的時間點只有此時此刻，換句話說，身體只能執行現在我們腦子裡想的事情，當我們的腦子想過去、未來的事情時，身體是無法執行的。心理有問題的人，大都是對過去行為的懊悔，或是對未來預期的焦慮，在這種情況下，身體誤會了頭腦傳來的訊息，啟動了本來不該啟動的免疫機能，但是卻找不到敵人，沒有宣洩的出口，於是開始攻擊自己身體的組織，這就是所謂的「自體免疫疾病」。因此，我們應該活在當下，過去的錯誤如果能彌補的，現在立刻去彌補；未來的困難如果能預防的，現在立刻去預防，假使都無能為力，就將它拋開吧。人生一世，草木一秋，清·尤侗《與一乘上人弈偶成》中有一句詩發人深省：「一著錯成千遍悔，收奩猶喜是空盤。」人生如棋局，不過遊戲一場，錯了收拾重來就是了。

意識創造人生實相，你心裡怎麼想，人生就怎麼變。人生的選台器其實就把握在每個人的手裡，縱然人生的劇情已演變得很糟，但是大多數的人還是堅持不轉台，真是江山易改，本性難移。我們都不喜歡自己的身體被囚禁，因為被囚禁很不自由，但是我們老是將自己陷入各種情緒的牢籠，讓我們的心感到很不自由。況且，對過去的懊悔以及對未來的憂慮，會模糊人生的焦距，使我們無法集中精力面對當下的事務，渾噩終日，一事無成。

在中國文化裡面，道和德這兩個字永遠連在一起成為「道德」，修道同時必須修德；另外有一句話「功德圓滿」，也指出練功必須修德，有德才有「正氣」，才不致墮入魔道。最主要的是，德修得好，心裡才能清淨，《內經》云：「恬澹虛無，真氣從之。」如果一個人心裡充滿七情六慾，或為人刻薄計較，情緒經常波動，氣機就會非常紊亂，天地的真氣也不跟我們溝通；修道人心不清淨，容易神馳氣散，以致造成「爐殘鼎敗，汞走鉛飛」而毀壞道行。

心臟的壓縮和擴張，靠的是電氣的脈衝作用，每一次的壓縮都必須經過竇房結、房室結、希斯氏束的左右支束三個節點才完成一次心跳的循環，它本是自主的，但精神緊張或情緒激動時，會干擾心律運轉的順暢，過度憤怒或受到驚嚇，臉色會發青、發白，即是心電的異常變化，造成血流不正常，瞬間提升的電壓甚至會燒焦心肌纖維。因此，當我們懷有負面情緒或面臨壓力的時候，常會「心亂如麻」、「心裡難過」，在這種情況下，就會造成全身機能運作不正常。打個比方，網路業者都知道，在機房裡，最好在電源的最前端裝上一台穩壓器，以防在電流、電壓瞬間不穩定時，插在後頭的一大堆機器當機。

歷代的養生家幾乎沒有一個不談「養心」的，每個高真都認為心平氣和、節制嗜欲乃健康長壽之道。宋・俞琰的《周易參同契發揮》說：「夫身猶國也，心猶君也。心定則神凝氣和，三宮自然升降，百脈自然流通。」心是身體的主控分電盤，心電穩定，五臟六腑、四肢百骸的氣血自然流通順暢，身體自可安然無恙；司馬承禎《坐忘論》也說：「夫心者，一身之主，百神之師，靜者生慧，動則成昏。」說明心情波動不但會影響健康，而且會使人頭腦不清失去智慧，臨事做出錯誤的判斷。《修道真言》有一段話比喻得很好：「人心猶目也，纖塵入目，目必不安；小事入心，此心即亂。」心上有事令人坐立難安，就像我們的眼睛一樣，飛進一粒砂子都會令人難以忍受。

疾病的成因有外干、內賊兩個來源，氣候的寒暑風濕及細菌的感染等是外干，情緒不穩、心上煩惱即為內賊，兩者皆是致病之源，而且，當我們在操心煩惱的時候，感官會失靈，山珍海味擺在面前都沒胃口。尤其人過中年以後，如果受到重大打擊，兩年不見，你會發現他已變成一個老頭子，甚至很可能糖尿病、高血壓等慢性病也都上了身。

醫學家胡夫蘭德在《人生長壽法》一書中說：「在一切對健康不利的因素中，最能使人短命夭亡的要算是不好的情緒和惡劣的心境，如憂慮、頹喪、懼怕、嫉妒和憎恨等。」因為他認為不好的情緒會對神經系統發生嚴重的破壞作用，導致人體機能迅速衰老；最近美國羅徹斯特美育診所也發表一篇報告，憂鬱症與血壓升高、心律不整等心臟病有極高的關聯。因此，在現代免疫學上，常藉著樂觀、歡笑、愛、信心及勇氣等正面的意志力，來對抗威脅生命的疾病。《太平經》說：「人無憂，故自壽也。」人活得快樂，人體組織機能自然能夠發揮正常機能，讓我們健康長壽。人會憂慮自古皆然，但兩千多年前的老祖宗就體驗到憂慮有損壽命。

在「天地」這部電影裡面有一句富有智慧的台詞：「抓不住的就要放手。」人類的諸般煩惱大都來自於想要擁有，其實我們希求的東西不過是一群粒子組合的「假相」而已，至於「感情」之為物則是充滿變數，情緒更像肥皂泡泡，時起時滅，跟著感覺走，豈不危險？我們的一切執著，就像兒童將玩具、布娃娃視為生命一樣，扮家家酒扮得太入迷了。

所謂「業力」，即是人生過程的記錄，但是業力的主要內容在「人的心路歷程」，金錢、房子、車子等等物質，甚至自己的身體，都僅是道具而已，心靈的變化才是人生的重點，比方說，人家侵占了你的錢，如果你並未心生怨恨，就不會造成業力。人的一生，心靈資產遠比物質資產重要，因為物質資產充其量不過可以擁有六、七十年，而心靈資產則是永恆的。人生最寶貴的、最值得我們珍惜的，是兩個心靈之間的相知相惜，互信互愛。

老子說：「夫唯不爭，故無尤。」我們如果能夠明白天地運行的道理以及人身的來處去處，看開放手的事情越來越多，不再與人爭勝動氣，便能因此得以消災免禍。邵雍《擊壤集》就叫人要「樂見善人，樂見善事，樂道善言，樂行善意」。聞人之善，有如聞到蘭花的香味而心生喜悅。

已退休的歌星姚蘇容說過一句話：「天下最好的事就是沒事。」每個人都夢寐以求能夠一夕爆紅，但人出了名不免「富貴而驕，自遺其咎」，金錢和權力容易使人腐敗而釀禍，身為名人還能保持虛懷若谷的畢竟居於少數；況且，出了名難免與人爭勝，隨之而來的常是瓜葛煩惱纏身，難得清淨，道家認為不智。老子說：「俗人昭昭，我獨昏昏。」一般人光鮮炫耀，老子我則隱晦守拙。老子又說：「知我者希。」他留下一本《道德經》之後，竟然莫知其所終。天玄子亦云：「有名則小，無名則大。」出了名必須深涉俗事，反而離道越來越遠，並不是件好事。真人不露相，露相非真人，大音希聲，道隱無名，這世間的有道之士，往往是郵差、小職員之類默默無聞的小人物。現代人衡量成功與否，是以富貴、出名為標竿，但是，道法超塵卓絕，恰似空山峭壁之幽蘭，有緣人得之，絕不逢迎媚俗。

有謂「名韁利鎖」，名與利為人生帶來無邊的煩惱，有道之士往往視名利如糞土，例如楚威王遣使者厚幣以迎，欲拜莊子為相，卻遭莊子婉辭拒絕；孫思邈活了一〇二歲，歷經三朝的皇帝多次召他赴京做官，都被他一一謝絕。

有道之士避世逃名唯恐不及，不像凡夫俗子，為了名利而買官、貪污、抹黑、造謠，無所不用其極，把社會搞得烏煙瘴氣。貪婪是無止境的，元朝的王珪勸人不要「因馬念車，因車念蓋」，有了馬就想要馬車，有了馬車還想要有豪華的頂蓬，欲求無制是煩惱的根源。

歷來修道家所著道書千篇萬卷，其心法精要一言以蔽之，就是「清淨」兩個字。列子云：「至人如鏡。」亦即心如明鏡台的意思，人事來了就像照在鏡子裡，人事離開了什麼也不留，也就是要做到「隨來隨應，隨應隨忘，未來不思，過後不憶」的境界，我們的心才能得到真正的自由。練習氣功時，因為我們心經常處於安靜的狀態，所以能夠沉澱心中的雜念，進而改變我們的性情及人生觀。「一分德，一分道」，練氣修道者更應該注重修德。

知足常樂，無欲則剛，世間的人事物都有好的一面，也有壞的一面，我們應該盡量欣賞好的，忘記壞的，比方桌上有一盤水果，其中有新鮮的也有腐爛的，你總不會盡挑腐爛的吃吧？我們的心裡最好不要對任何人產生偏見或怨恨，否則受到傷害的是自己。麥可・羅茲（Michael J. Roads）的《走出時間之外》中有位高靈告訴我們說：「批判別人的人，終將受到批判。」每個人應該多反省自己，少指摘別人。人生不滿百，常懷千歲憂，其實，人們煩惱的許多事，大都是庸人自擾，於事無補。

練氣會不會走火入魔？

許多人說，練習氣功會走火入魔，但走火入魔到底是怎麼回事？言人人殊，說出來的道理也大都語焉不詳。

走火與入魔是兩件事，坊間氣功書對「走火」的說法人人各執一詞，通常的解釋是：修練的人意念動搖，被習氣所引，朝向邪的境相，不能自控；還有人把走火解釋成動慾興陽，導致遺精，這兩種說法與走火的「火」字好像扯不上關係。我認為有一種現象跟走火比較有關，亦即所謂的「氣團纏身」，練習氣功時如果吸入的陽氣太多，或用意太緊時，累積在丹田的熱能團很可能會失去控制，散入全身到處遊竄，讓人感到熱氣纏身，猶如火燒一般，意念根本壓制不住，令人極為恐慌痛苦。我的一位師弟有一回氣團纏身，折騰了好一陣子，後來經過師父調整才回歸正常。因此，練習氣功應該兼練靜坐，動靜調和，將躁動的精氣轉化為安定的能量。

此外，一份醫學雜誌報導，一八三五年有一名蘇俄的大學教授體內突然生出一種無名火將他燒得精光，科學界稱之為「人體自燃」，原因不明；雜誌還報導美國有一個人在地下室工作間被無名火瞬間燒光，只剩下一隻鞋子，但周遭的易燃物卻無絲毫被燃痕跡。古人所說的「走火」是否指的是這類情況，不得而知。分析其原因，如果一個人在本身的電容積不夠，或者尚未能承受高電壓時，天地的強大電流突然進入身體，就可能發生自燃現象。

練習氣功的過程中，還可能產生的現象尚有腹瀉、胸悶、思睡、性慾衝動等，只要功法正確，這些現象過一段時間之後大都會回歸正常，如果情形過於嚴重，就必須請教師父指導。練習氣功還會產生潮汐效應，功力會有週期性的起伏，有一段時間感覺氣特別強，但另一段時間卻感到功夫衰退了，這是功夫成長過程中的正常現象，不必掛慮。

談完走火，接下來談入魔。

佛家常勸人不要執著，因為執著是輪迴之根。佛家云：「一念三千。」因為每個人都是一個「信息場」，是宇宙信息場之中的一部分，思考本來就是一種能量的流動，人動一個念頭，三千世界的高靈都知道了，同樣的，魔也知道了，因為空間都是重疊、互相滲透的。心的善惡都在一念之間，我們動了善的念頭，就是向佛靠攏；動了惡的念頭，就是向魔靠攏。

一個德行惡劣的人死後，他的靈體仍可受到各種慾望的蠱惑，但因沒有色身供其驅使，於是會透過意志薄弱的人來滿足他的情慾。換句話說，魔是一團「能量」，好像人要吃飯一樣，它也隨時要補充能量。

一個人動了負面的情緒，他身上自然就散發出負面情緒的能量，所謂物以類聚，一個人動了色慾，就會吸引色魔找上他；一個人愛賭，就有賭鬼找上他；一個人充滿怨氣，當然魔助就更多了，其他如憂慮、嫉妒、恐懼、驕傲……等等，都會吸引同類的能量來靠近。

《與神對話》一書中說：「情緒是動的能量，當你挑動能量，你便會創造出效應。」科學家發現，環繞在我們四周的無數「基本質素」，會對人類的念力做出靈敏的反應，塑造出一個形體化的「活物」，其壽命的長短端賴念力的強度而定，因此，一個長期執著於某一意念的人，常會為自己造就一個靈界的「跟屁蟲」，這就是所謂的「心魔」。思考會左右能量，反過來能量也會左右思考，我們的意念創造出來的「活物」，常會影響、控制我們的思考。

一般人產生負面情緒之後，如果這個情緒不太強烈，而且心中不要長期累積怨恨，大都可以在短時間內調整過來，逐漸恢復正常。但是，如果長期處在負面情緒裡面，壞的能量不斷累積，強度達到一個臨界點之後，「心魔」就產生了，我們練習氣功的能量是累積出來的，同樣的，心魔的能量也是累積出來的。心魔產生之後，人的意志力就會變得很差，自己也無法控制；一個賭徒，你就是把他的手剁了，他都要去賭；那些自殺的人為什麼那麼有勇氣？甚多是因魔在相助，所以心魔是產自本身的妄念及執著。

醫師也怕某些病人緊張過度，有些人老是認定自己有病，稱為「恐病症」，這種心理上的疾病非醫藥所能治，連醫師也莫可奈何。總之，人的念頭、意識會創造很多無形的東西，憂鬱症也接近這個原理，只是嚴重的程度不同而已；人會發瘋的原因，大都是一個人長期處於負面情緒，本身不斷的提供「營養」給壞靈，壞靈乾脆進占身體，因而變成雙重人格，這就是所謂的「占舍」，也稱為「入魔」。

目前台灣的自殺率已達每十萬人就有十三人以上，列為「高度自殺國家」，有人主張乾脆放棄那些高危險群的人，因為著魔的人難以自拔，即使今天救了他，明天他還是會走上絕路。憂鬱症的患者情況也類似，現代醫學認為這是體內血清素的濃度太低所致，醫師通常會讓他服用抗憂鬱劑，使其血清素升高，如此一來，患者便需長期服藥，因為他的心理病因根本沒有獲得解決。部分生理、心理疾病源自因果，不論你信不信，有些疾病在做過超渡手續，與靈界的冤親債主取得妥協之後，病情經常出現立竿見影的轉機。將精神病患引領到廟裡靜坐或許會有幫助，台灣南部就有一個龍發堂專門收容精神病人，這些病人大都能聽從命令，遵守規矩。

修行的人知道，魔考其實就是自己心裡的壞因素，所以必須培養正氣，因為邪不勝正，一正壓百邪，所有的魔力一旦遇到心端行正的人就全都不管用了，此即所謂的「內魔不興，外魔難侵」。其實，一個人的思想模式，大部分被「初念」左右，初念就是一顆種子，它會逐漸發芽長大，心裡生出負面情緒時必須盡快矯正過來，否則等到思想形成固定模式之後，要改變就很困難。所以教化很重要，從小就應接受父母、師長的教誨，養成正直善良的個性。

社會風氣代表全體人民的思考模式，現代媒體大部分的報導內容偏向血腥暴力，搶劫殺人的事件也層出不窮，這些訊息都會對人心的安定產生負面作用。訊息是採滲透方式傳播的，一桶水滴進一滴墨汁，看起顏色沒有改變，其實整桶水已有墨汁的因子，因此，我們的社會應該尊崇在學術領域有成就的人，傳播媒體也應多多報導人性善良、正義的一面，讓大家見賢思齊，塑造淳樸的民風。現代人很痛恨教條，其實教條大都是「正念」，有規範人心的作用，這就是為什麼歷朝要尊儒的原因，只要心存善念，就能潛移默化；宗教勸人慈悲向善，更能幫助人遠離仇恨。一個人只要心裡不要存有黑暗的角落，自然能夠平安祥和。

我們的精神大都用來應付來自外界的敵人，不知道有些「大敵」就活在我們身體裡面，這些大敵包括怨恨、恐懼、驕傲、嫉妒、自私、貪婪、懶惰……等等，這些情緒都很損氣傷身，每個人都應該學學曾子經常自省，在夜深人靜獨坐觀心時，念頭如百鬼紛至沓來，我們就可以把藏在自己體內的大敵一一條列出來，一一清除；我們也可以學唐太宗以魏徵做借鏡，朋友指出我們的缺陷時，切不可聞過則怒，應亟思改過。一個人的性格多一分缺點，就少一分智慧，我們要不斷的跟自己戰爭，先克服缺點，再培養美德，人生的境界才能往上提升。

美國物理學家佛萊德曼（Norman Friedman）指出，區別意識的層級是以「視野的深廣度」來衡量，意識只要拓展其深廣度，就可以升往更高的層級。《西藏度亡經》提到靈魂有業力習性（karmic propensity），業力是一個人過去行為總和的力量，是過去的一切人際關係及自己的心態，有負面習性的人，便容易因為執著而限制了自己的覺察能力，每多一項執著，視野的深廣度就狹窄一些。能夠保持清靜的心，才能開放意識的自由，進而提升智慧。練氣的人知道，在心情浮躁的狀況下根本無法練功，只有在心地清淨時，才能與宇宙真氣相應，體內氣機才會周流順暢。

《鍾呂傳道集》將修道練氣時所見的魔分為十種：六慾魔、七情魔、富魔、貴魔、恩愛魔、災難魔、聖賢魔、妓樂魔、女色魔，並將之歸納為三類：一在身外所見，二在夢中所見，三在內觀所見，認為這些魔皆為自身中的陰氣所幻化變現，故稱「陰魔」，《慧命經》云：「蓋陰魔者，即身中之陰氣也。」伍沖虛則將魔分為兩大類：眼見者為天魔，心見者為陰魔。

遇到見魔狀況，唐代道士冷虛子《定觀經注》教我們的方法是「一念不動，不理不管」，只要心存正氣，則見怪不怪，其怪自敗。古人說：「修道易，煉魔難。」修道只要照表操課、按部就班的修練即可，除魔卻需要堅定的自制力，所以佛家要強調遵守戒律。修道人尤其最忌「自我貢高」，驕心一起，魔即相應，最常見的是魔幻化天上神祇降身，讓人目空一切。此外，道家認為，修練過程中必須「起火降魔」，利用丹中純陽之炁鍛鍊五臟，以驅除陰邪之氣。宣稱「南無阿彌陀佛」名號或誦唸六字大明咒有驅魔效果，如兼觀想菩薩金身則效果更大；旋轉胎元也能產生很有效的淨魔作用，至於功夫練到有罡氣護體，則正氣凜然，一干邪魔不敢靠近。

基本上，沒有經過長期的練氣就直接修靈通者，被陰魔所騙的可能性很大，所以遇到類似的教派或靈修課程切勿參加。平常靜坐時也絕不可存有負面情緒，因為靜坐時六識感官干擾較少，由於意識單一，能量上升，與外界溝通的管道大開，如果心術不正就有可能吸引壞靈。靜坐若有師父帶領，或在寺廟佛堂裡靜坐都相當安全，如果在家裡靜坐，最好不要閉眼，而且一旦感覺陰寒之氣，應立即下座。

養形常欲小勞

古時候蘇丹有一個大臣犯了罪，國王判他入獄十年。在入監服刑的前夕，大臣向國王請求給他一隻小牛，理由是怕在獄中無聊，想養隻小牛作陪，國王認為這請求不過分，就給了他。入獄後這大臣每天進出監牢都抱著小牛，小牛一天一天長大，幾年後，大臣的身體不但沒有衰弱，反而變成一個大力士。

大臣的方法是「今天的我比昨天強」，因為昨天和今天的牛長得再快也不會差太多，即使今天抱得有點吃力，多抱幾回應該還是抱得起來，所以力氣會隨著小牛長大而增長。一般人不一定要達到這種高標準，只要注意「今天的我不比昨天差」就很了不起了，這個座右銘超過四十歲最好就要每天嚴格執行，因為《內經・素問》說：「年四十陰氣自半也，起居衰矣；年五十體重，耳目不聰明矣。」四十歲好比是生命的半衰期，過了四十歲身體就開始走下坡。但是，人生是由無數個昨天和今天累積而成的，除非生病，昨天和今天的你，體能總不致相差太多吧？比方說，你昨天能做伏地挺身，今天就算做得有點吃力，但稍微多做幾下就會做得跟昨天一樣好，看起來好像沒什麼了不起對不對？但是，持之以恆，如果你七、八十歲還能做伏地挺身，跟年輕人有什麼兩樣？

《內經》認為：「久視傷血，久臥傷氣，久坐傷肉，久立傷骨，久行傷筋。」統稱為五勞所傷，所以在生活中做同一種動作都不能過久，坐久了要起身走一走，走久了要坐下來休息一下，有些人一上網或上了麻將桌便日以繼夜不眠不休，對健康的傷害真是難以估計。唐初名醫孫思邈在《千金翼方》一書中說：「養生之道，常欲小勞，但莫及強所不能堪；且流水不腐，戶樞不蠹，以其運動也。」指出經常運動能帶給人健康，但運動不宜超過身體負荷，造成疲勞。名醫華佗也說：「動搖則穀氣得消，血脈流通，百病不生。」飲食常會造成脹氣瘀積，必須多活動才能讓氣血流通，所以他編創了「五禽戲」傳授給弟子學習，在東漢的時代，他的弟子都可以活到八、九十歲還「耳目聰明，牙齒堅完」。

有健康才有希望，要有健康的身體，就必須不斷的運動、勞動，即使上了年紀也不能停止。因為我們身體上的氣每天都會耗弱，所以身體要經常用勁，目的是再把丹田裡的氣提調到身上來補足。當我們感到身體有點笨重，或者有點使不上力氣的時候，就是身上的氣不夠了，這時候就應該趕快活動活動。

身體每天載著我們南征北討，非常勞苦功高，但許多人對自己的身體非常苛刻，不願撥出一點時間來照顧它。一般人或許知道運動重要，但是小人恆立志，雖屢次發下大願要運動，總是無法維持恆心，終究是一曝十寒，虎頭蛇尾。不過，現代人都很忙碌，要維持長年的運動、勞動，的確有些困難。

但是，不管怎麼忙，每個人早上總要起床刷牙洗臉、晚上總要上床睡覺吧？何不利用這兩段時間練功？長久以來我一直在構思兩套功夫：一是「養生洗臉操」，用來練形；一是「養生睡功」，用來練氣。這是專為現代人設計的功法，只有將功夫融入生活，大家才有可能長久練下去。現在我就先介紹「養生洗臉操」，這套功法綜合了各種導引術以及保健功夫，因為廁所、浴室不適合練氣，所以純粹是用來活絡肢體，鍛鍊體能，方法如下：

(一)第一招關節運動：進入浴室，在尚未刷牙洗臉之前，先轉動全身關節，依照肩、腰、膝蓋、腳踝的順序，每個關節轉一轉，類似坊間的龍游功，這些動作武術家叫做「五柔」，也就是柔化五個重要關節，是練武前必做的暖身動作，其目的在讓關節鬆動、潤滑。但轉關節的動作不必過大，頸部尤其不可大力轉動，只需以緩慢的動作向上、向下、向左、向右轉頭看即可。

(二)第二招快速閃腹：在擠好牙膏，將牙刷伸進口中刷牙時，即一面刷牙，一面將肚皮快速凸凹閃動。腹腔裡有神經叢，閃動肚皮可藉由陰陽相吸相斥的作用強化神經系統；而且「肚為肉之土」，肌肉從肚皮老起，人到中年如果出現鮪魚肚，全身肌肉就會一天一天的鬆垮下來；日本人經過研究，稱腹壓為「第二心臟」，腹壓越強，腹部的靜脈血也就越容易返回心臟。經常閃動腹部可以增強腹壓，保持肚皮的年輕與彈性，相當有益健康。

(三)第三招左右轉身：刷完牙，扭開水龍頭等待放洗臉水時即開始動作。兩手握拳，曲肘，手臂抬起約與肩膀同高，吸滿氣後閉氣，小腹繃緊，腳掌抓地，然後全身用勁，上半身往左、往右來回扭轉（如圖八—一）。這一招綜合了《八段錦》裡的「五勞七傷往後瞧、搖頭擺尾去心火、攢拳怒目增氣力」

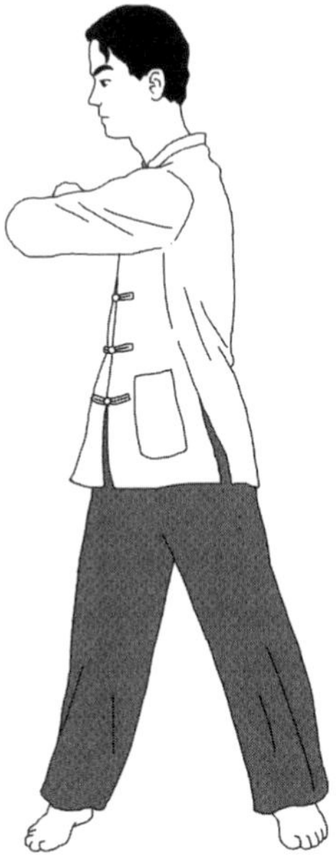

圖8-1　左右轉身

三招的功能，其要領是肩背必須繃緊用力。我們平常會感到身體笨重無力，即因血氣周行變緩，如果我們經常往全身貫勁運氣，體能就不易衰退。這一招還可以附加《八卦行功法》的「左右轆轤轉」：曲左臂，左肩連臂旋轉；再曲右臂，右肩連臂旋轉。兩臂一起轉也可以，旋轉次數不拘。

(四)第四招平膝抬腿：做完第三招，緊接著就做這一招，雙腿輪流上抬至大腿與地面平行。以生理而言，人體全身約有五百條肌肉，三分之二集中在下半身，人過了六十歲，上半身肌力仍保持在七成左右，而下半身的肌力卻只剩四成，故曰「葉黃根先敗，人老足先衰」，腿腳是人的根，腿腳有力，腰骨脊椎就健康挺直。最近流行快步健走，健走時如能腳掌、腳趾抓地，即可導氣下行，效果加倍。

(五)第五招彎腰摩臉：做完第三、四招，洗臉水大概也放滿了。開始洗臉的時候，雙腳並攏用力挺直，用日本人彎腰鞠躬的姿勢將臉趨近臉盆，用意在做背部拉筋，以助背氣通行，但這個動作不要做得太緊繃，以免傷了脊椎。洗臉時不管你有沒有抹肥皂，這時候十個指尖要用勁，以轉小圈圈方式按摩臉部，整張臉的每一個角落都要按到，因為臉上的穴道、神經節點很多，通往全身各處，按摩臉部對健康大大有益。

(六)第六招鍛鍊手指：在擰毛巾時，手指要用勁，盡力將毛巾擰乾，想像你是國稅局的查稅人員，一滴稅都不遺漏。毛巾擰得乾，表示你的力氣尚可運到神經末梢，古時候的員外、寨主沒事就玩弄手中的鐵膽，目的即在鍛鍊指掌，手掌上也布滿穴道，常練能加強內臟健康。

醫學家發現，人到了六十五歲，肌力開始以每年百分之二的比例下降，感覺身體越來越重，行動越來越不靈活，實際上許多人到了四十幾歲就感覺體力明顯走下坡了。漢代名醫張仲景在《金匱要略》一書中說：「四肢才覺重滯，即導引吐納，勿令九竅閉塞。」覺得身體笨重不靈就表示氣衰，這時就要趕快運動，如果練習氣功當然更好。

養生貴在有恆，上面介紹的「養生洗臉操」，包含了六、七個動作，全部在刷牙、洗臉的時間內完成，完全沒有多占任何時間，你似乎沒有理由推託沒時間運動了吧？這裡特別要指出：當你在練洗臉操的時候，感覺到有點使不上力氣，就表示體力比昨天差了，這時就必須多做幾下，將體力調整回來。這些動作看似簡單，但一輩子不停的練，必定獲益無窮，如果你七、八十歲還可以做這些動作，那就老而彌堅了。

醫學檢測顯示，人在二十五歲以前，由於腦內能生產中和自由基的解毒酵素SOD（Super Oxide Dismutase），稱為超氧化物歧化酶，所以激烈運動比較沒有關係，二十五歲以後生產SOD的能力減低，毒素容易積存體內，因此運動量不能太大。現代人上健身房，適度運動即可，許多三、四十歲的人為了減肥或雕塑肌肉，還拚命運動，以致造成過勞，反而對健康不利，老年人更要避免激烈的運動。

熬夜及失眠最傷身

太極圖一半白一半黑，白主陽、主動、主白天；黑主陰、主靜、主黑夜。日夜的時辰和我們身上血氣的運行息息相關，中醫稱之為「子午流注」。晚上十一點到凌晨一點（子時），太極圖剛好走到白色的尾巴部分，也就是陽要歸零，但是黑色部分的陰氣卻是最大，換句話說，子時陰極盛，陽極弱；相對而言，午時則是陽極盛，陰極弱。練氣就是在盜搶天地的氣，所以要趁天地氣衰弱的時候才搶得過祂，因此，子時陽電弱，吸陽電要在子時；午時陰電弱，吸陰電要在午時，此即道家所言「子時坎中有一陽之氣，午時離中有一陰之氣」的道理。

因為子時陰盛，陰主靜，所以白天我們身上所產生的髒氣會在這個時候沉澱下來。物極必反，子時過後，陰盛極而衰，陽衰極而萌，陽就會把髒氣往下推，第二天早上放個屁或上個廁所，髒氣就排出去了。

但是，如果熬夜不眠，夜半髒氣沒有沉澱，便又循環到身上來，等於髒氣沒有新陳代謝。熬夜的人都有共同的感覺，第二天頭腦昏沉、口乾口臭，渾身躁氣，痘痘也冒出來了，有的人甚至還會出現貓熊黑眼圈。醫學家發現，熬夜會使身體的代謝率降低百分之四十二，而濁氣的累積更嚴重、更傷身。

我們的身體白天處於「戰爭」狀態，晚上則是「整補」時間。白天我們的六識——眼、耳、鼻、舌、身、意全開，用來應付工作及一切活動，不論是看、聽、說、想，每一個動作都會耗氣耗能；睡眠時，六識全閉，暫時切斷耗氣的管道，身體交由自律神經系統運作，進行清潔補給工作，所以白天醒時和夜裡睡時的腦波不一樣。白天陽氣盛，睡覺時間過長，陽氣進入過多，反而令人頭昏腦脹，全身發軟。

在夜晚睡眠這段期間，我們的身體開始生長、造血、充氣、修補以及排毒，尤其排毒是很重要的一個步驟，亥時（二十一～二十三）免疫系統（淋巴）排毒；子時（二十三～一）肝臟排毒；丑時（一～三）膽腑排毒；寅時（三～五）肺臟排毒；卯時（五～七）大腸排毒；此外，自子時起小腸、脊椎開始造血。可以說，整個晚上我們的身體都在忙碌，如果熬夜不休息，就會擾亂身體整補工作的進行。

《丹陽真人語錄》：「守氣妙在乎全精，尤當防於睡眠。」我們的身體最好經常保持在精力充沛的狀態，而睡眠的功能正是養精蓄銳，必須特別重視。台灣有一首兒歌：「囡仔囡囡睏，一暝大一寸。」嬰兒在睡眠時正是快速生長的時候，所以嬰兒總是吃了睡，睡了吃。

我提出的兩套功夫：「養生洗臉操」是用在活絡氣血筋骨，「養生睡功」則是為睡眠做一些前導工作，用意在提高睡眠品質，以利身體補養作用順利進行。在古代道家裡面，最善睡功的當屬五代的陳摶，其睡功稱為「蟄龍法」，睡覺等於入定，常一睡百餘日不起，但現代人可沒有那麼悠閒，睡個兩天不上班就要沒頭路了。此外，《性命圭旨》介紹了「臥禪法」，《赤鳳髓》也介紹「華山十二睡功總訣圖」，但我認為，睡功的最高境界還是《太平經》所說的「平氣徐臥與一相守」，看似簡單其實最難，其訣竅需要很高的功夫才有辦法運用。

基本上古人的睡功大都是「睡如弓」採右側臥，人身左動右靜，右側臥是很符合生理的，利於左陽向右陰流動；而且心臟在左邊，右側臥不致受到擠壓，清代養生家曹慈山說右側臥還可以「舒脾之氣」。我因為事忙，平日常抽不出時間練功，所以特別花心思研究睡功。現在我介紹一套「養生睡功」，但這套睡功採取的姿勢是仰臥，古稱「環陽睡功式」，是由巢元方一招仰臥的導引術改良而來的，用意在使身體容易放鬆，利於入睡，久練可以防病健身，其功法簡易，人人可學，方法如下：

(一)上床前先活絡筋骨二、三分鐘，做做柔軟操、搖搖呼拉圈或仰臥起坐、俯地挺身都可以，最好直到身體有點發熱。

(二)預備式：上床平躺，雙腳打開與肩同寬，雙掌虎口交叉置於腹部，兩手大拇指剛好壓在肚臍上（如圖八－二）。全身放輕鬆，從頭到腳檢查一遍，要仔細感覺全身是否真的放鬆了，這個步驟很重要，因為身體的任何一個部位沒有放鬆，都會聚氣在上面，影

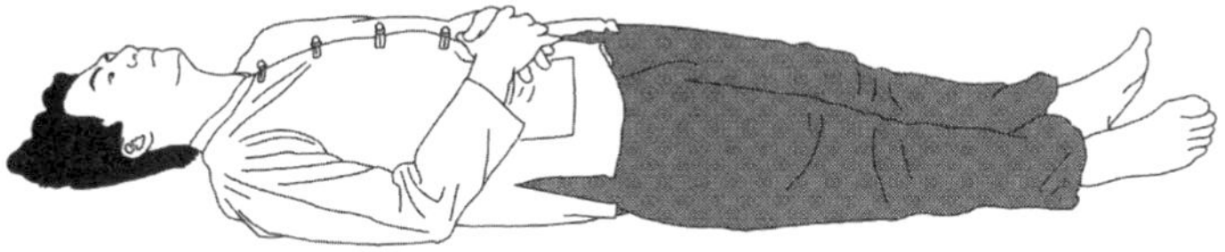

圖8-2　睡功預備式

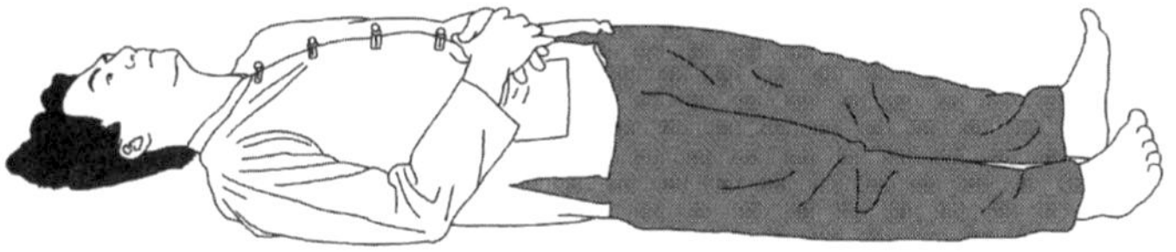

圖8-3　睡功第一段呼吸

響睡眠。呼吸方法分兩段，分別說明如下：

（三）第一段呼吸：雙腳腳掌上半段豎直與小腿成九十度（如圖八—三），吸氣時用心去感覺左邊鼻孔進氣；呼氣時用心去感覺右鼻孔出氣。一吸一呼算一次，一共要呼吸十一次，但一吸一呼之間不能間斷。人身白天陽主事，左鼻較通；夜裡陰主事，右鼻較通，這個現象正顯示我們身體裡行氣的時辰陰陽變化。這裡採取的「左吸右呼」，是參用密宗的「九節佛風」功法，道家稱行氣任督兩脈為「子午周天」，行氣左右兩脈為「卯酉周天」。氣的流動會因意識的指揮產生慣性作用，第一段呼吸用意在將氣導向身體右邊流動，而右邊正是夜間身體排濁的方向，可使排濁工作順利進行。腳掌豎直的目的則在發動湧泉穴，而且這個動作還會牽動陰竅，以利導氣下行。

（四）第二段呼吸：腳掌回歸原位，回復預備式姿勢。第二段呼吸採腹式呼吸，呼吸要比平常慢兩、三倍，吸氣、呼氣要均勻，一吸一呼之間不能中斷。吸氣時小腹凸出，吐氣時小腹凹下，但在小腹一凸一凹之間，心意要跟著肚皮與手掌的接觸點一上一下移動，不能離開。持續以這種方法呼吸，一直到不知不覺睡著為止。

肚臍四周圍繞著一整圈的動脈，並有臍靜脈通往脊椎。我們睡覺時本來就慣用腹式呼吸，練這套養生睡功，當我們的心意注視肚皮時，能促進胎元和命門的相吸相斥，產生能量，以便與睡眠時腦波導入身體的能量接軌。練睡功的用意在清除身上的電阻、氣阻，讓身上的電場順向同步，所以全身不可以有任何一塊肌肉處於緊張狀態，睡功練得好，入眠後我們的身體等於整夜都在練功。上述功法同時導引身體左陽與右陰產生對流循環，以助濁氣下排。這套養生睡功包含許多功理，但功法簡單，不占時間，人人都可練。

名醫孫思邈有一招「雞鳴時起，就臥中導引」的祕招，清晨醒來時先不急著起床，這時候大地萬籟俱寂，身體也沒有雜訊，共振度高，全身的氣一催就動，練氣效果特佳。這時還可以伸伸懶腰，剛睡醒身上的氣脈還很通暢，花個兩、三分鐘賴在床上用勁讓肢體盡量伸展，對通氣活血很有幫助，貓、狗起床都會伸懶腰，人們太忙所以把這個本能動作忘記了，總之，在任何時間都不要放過鍛鍊身體的機會。

我是個標準的足球迷，四年一度的世界盃我是每一場都不放過的。二〇〇六年的世界盃在德國舉行，因時差的關係有些場次安排在凌晨三點開踢，一個多月下來我經常熬夜看球，球賽進行當中，我就發覺胸腹之間濁氣越來越盛，不得不一面看球，一面分點心思運功排濁，練一會兒放一兩個長屁之後就感覺舒服多了，也不影響第二天的工作。

根據美國安眠藥學會的統計，光是美國就有三千萬人服用安眠藥，服用安眠藥的副作用很多，還會引起夢遊。杜克大學近來使用談話治療，產生不錯的療效，這個原理就像巴哈作郭德堡變奏曲讓伯爵睡前聽一樣，目的是讓失眠的人轉移注意力而入眠。我在前文提過，我們在思考時會有一條無形的電線將心和腦連在一起，聽話、聽音樂的時候這條線就會暫時切斷，換句話說，切斷心腦連線，讓腦部關機，即是治療失眠最主要的步驟。宋・蔡季通《睡訣》說：「早晚以時，先睡心，後睡眼。」上床、起床要定時，上床前不要想心事，才有良好的睡眠品質。

老年人失眠的原因又有些不同，睡覺是身體在充電，但老年人細胞老化，充電能力變差，就像手機電池老舊，蓄電功能減退，充電只充一、兩格就充不進去了，所以老年人晚上睡不著，白天卻猛打瞌睡，不過，練睡功同樣有助老年人入眠，甚至可以增加身體充電能力。

失眠除了心腦連線沒有切斷之外，身體沒有鬆弛也是主要原因之一，因為緊張的肌肉會聚氣。許多醫院都成立「睡眠補習班」教人克服失眠，醫師常用的方法是教患者將肌肉繃到最緊再放鬆，其作用是將氣平均分散到全身，不讓它集結在某一部分，並藉由鬆、緊對比所產生的感覺，檢查肌肉是否放鬆。古印度有一種「攤屍法」，也是從腳到頭一寸一寸地放鬆肌肉，期能擺脫身體低層能場的束縛，以讓靈魂出體。

此外，除了白天六識感官攝取的聲音、影像會殘留腦部之外，經常思考或工作壓力大的人，心電長時間駐守腦部，頭骨、頭皮由於電場殘留也聚了許多氣，讓大腦無法休息，這些殘留磁場的頻率大都是十四赫茲以上的β波，會阻隔頻率在七赫茲以下的睡眠腦波的進入，因而導致失眠。遇到這種情形，就要把頭部的殘留磁場釋放掉，這時可用腦電上旋消磁的方法，這個方法不但消磁，而且任何頭痛都可不藥而癒，不過心法必須專人指導，不可輕易嘗試，否則會造成大麻煩；比較常用的是「督脈逆行降濁法」，讓濁氣倒行督脈下排入地；一般人則可採用按摩的方法將頭皮徹底放鬆，以利入眠。

以上介紹的養生睡功，一方面將氣移向丹田，連接腳底湧泉穴，使整個身體的氣同步朝著向下的方向流動，以消除電阻；一方面引導行氣方向朝向右邊，讓自律神經代謝工作運作順暢；最主要的還是藉練功轉移注意力，讓腦部停止思考。練養生睡功很容易入眠，況且，失眠的定義是「睡不著，沒事做」，而練睡功只會發生兩個狀況：一是練功，一是睡著，所以也沒有失眠這回事。

在古代的養生家裡面，道號抱朴子的東晉葛洪有很高的歷史地位，他從預防的角度，提出「養生以不傷為本」的理論，認為生活要以不傷身為原則，不要過勞、過飽，不要酗酒、熬夜，他還特別強調良好的作息有利於健康長壽。美國科學家也由大量的調查統計得知，只要建立良好的生活習慣，即能有效預防許多疾病。

簡單易學的「太極導引功」

現代人生活緊張忙碌，而且缺乏耐性，練功招式越簡單越有人學，目前在社會上推廣的「健身氣功」，名曰氣功，其實是導引術，而且為了輕鬆易學以廣收徒眾，大都不配呼吸，但是，如果只有導引動作而不配呼吸吐納，未免太簡單了，效果也會大打折扣。

現在我介紹一種氣功導引招式「太極導引功」，不但動作簡單易學，呼吸吐納的方法也很容易。太極導引功雖然只有一招，但是在這個動作裡面融合了站樁功以及武術氣功龜鶴式、左右升降式的部分功法在裡面，可以說是一招綜合式的養生導引功，茲將動作說明如下：

(一)預備式：雙腳與肩同寬，平

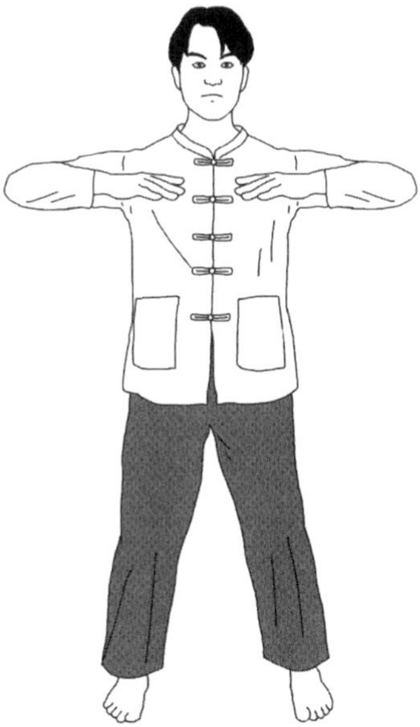

圖8-4　預備式

行站立，雙手曲肘舉至胸前，與地面平行，掌心朝下，雙掌指尖相對，相距約五～十公分（如圖八—四）。

(二)屈膝下蹲：緩緩往下屈膝約十公分，屈膝到定位之後，膝蓋彈動三下，然後重回預備式姿勢。在開始往下屈膝的同時，用鼻子緩緩吸氣（如圖八—五、八—六）。

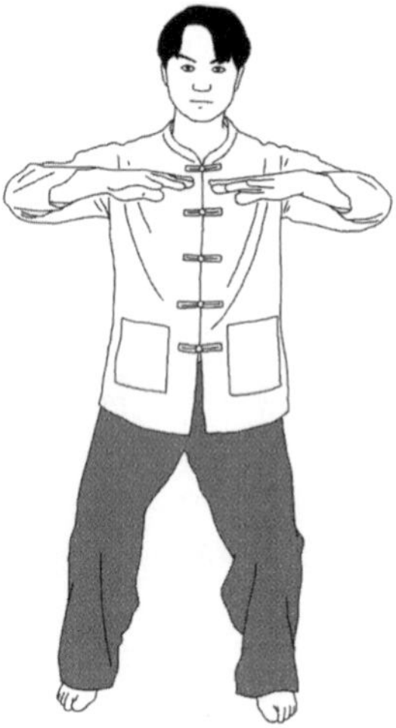

圖8-5　屈膝下蹲（正面）

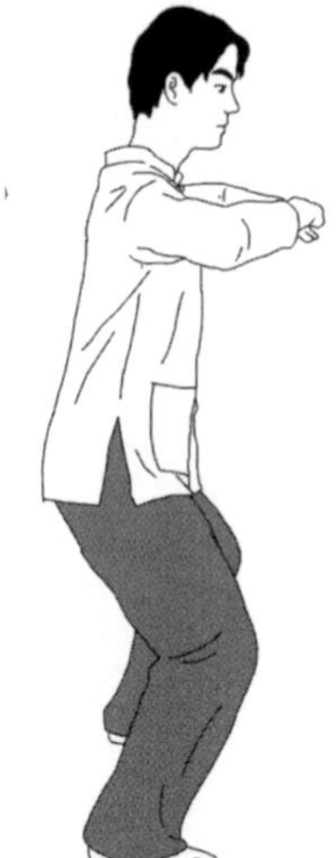

圖8-6　屈膝下蹲（側面）

(三)右手下壓式：頸背、膝蓋打直，以鞠躬的姿勢上身緩緩向前傾斜約十五度，同時右手掌緩緩往下壓到底（左掌留在原來位置不動）之後，右手掌及上身再重回預備式姿勢。在上身開始向前傾的同時，用嘴巴緩緩吐氣（如圖八—七、八—八）。

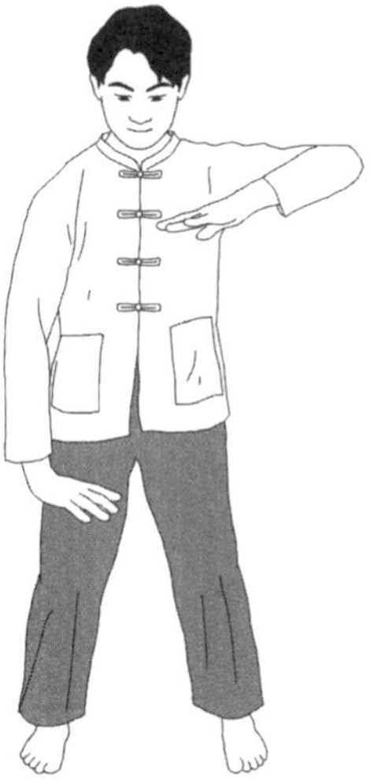

圖8-7　右手下壓式（正面）

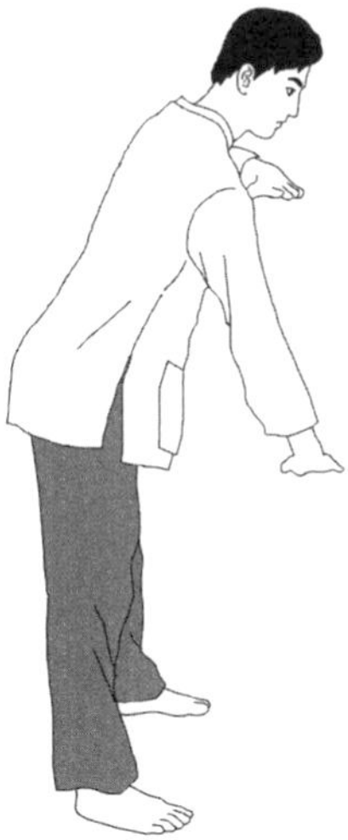

圖8-8　右手下壓式（側面）

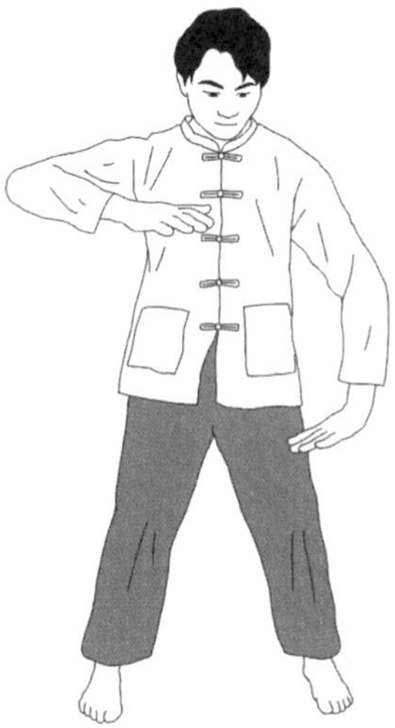

圖8-9　左手下壓式（正面）

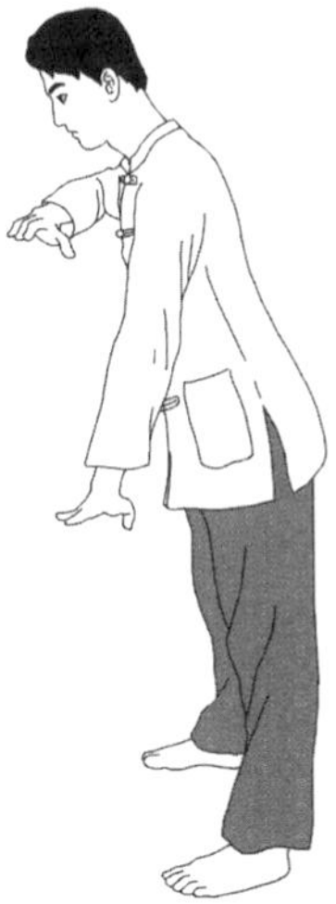

圖8-10　左手下壓式（側面）

(四)左手下壓式：重複(二)、(三)的動作，但是換成左手掌往下壓（如圖八—九、八—十）。

上述的動作，右掌往下壓完了換左掌，左掌往下壓完了換右掌、不斷重複，動作極為簡單。在做上身前傾鞠躬的動作時，要注意收下顎，頸背腰桿打直成一條線，這時因為配合吐氣，目的在訓練督脈。

練功前最好先活動活動筋骨，練完功後，先以雙掌搓熱摩臉一、二十秒，然後雙掌虎口交叉置於小腹，眼簾半閉，正常呼吸三十六口，以做為收功。收功之後喝一杯溫開水，補充水分並排洩體內廢物。

疾病大都起因於氣血停滯，「太極導引功」喻涵太極圓形運轉之意，不但可以運動筋骨肌肉，驅動身體前後左右的氣，並可以調動三焦氣環流，去瘀散滯，排濁納清，每天練三十分鐘，能令人氣血通暢，通體舒泰，對健康大有幫助。學瑜伽、靜坐、禪修，或上健身房、打太極拳的人，如果能搭配這個功法，稱得上是相得益彰。

進階養生氣功

三國時代的張飛，有一回在軍帳裡大放厥辭，說他老張勇猛蓋世，天不怕，地不怕，旁人都不敢插嘴，只見諸葛亮輕搖羽扇，慢條斯理的回他：「病你怕不怕？」張飛聽了臉色大變，立即閉起嘴巴不再吭氣了。「英雄只怕病來磨」，古時候醫療不發達，生了重病可是比死還痛苦。現代醫術雖然進步，但是生了病躺在手術檯上被切之割之，還要拿一堆藥當飯吃，終究是折磨，醫療不能保證還你健康，所以學習氣功養生術以求自保是相當必要的。

只要活在世間的一天，我們要盡可能照顧自己的身體不讓它故障。我們平常吃的食物、呼吸的空氣都會受到污染，產生一些廢物積存體內污染身體，偶而也會有細菌進入身體讓我們生病；加上氣候變化的侵襲、情緒壓力的傷害等等，長期以往，我們的身體常會積留一些濁、邪、寒、躁之氣，氣脈也常常會堵塞，以致出現各類病痛，影響我們的健康及壽命，所以練命的功夫終生不能荒廢。

許多古代的修道家都兼通醫術，在自己有恙時可以自醫自救，除此之外還可濟世救人。除了藥物治療之外，養生家與醫學家最大的分野在於養生家能夠以功夫治病，陳楠《翠虛篇．金丹詩訣》：「凝神聚炁固真精。」這句話可以做為道家養生術的總綱，換言之，人體的能量精、炁、神樣樣不可缺，樣樣都要練。綜合歷朝丹書的內容，自古以來氣功家常用的養生功法約有下列幾種：

㈠意守丹田：《道樞．練精篇》說：「使其心常存於下丹田，久之神氣自住，諸疾不生。若夫怨、怒、憂、懼、煩惱，邪之思慾奔競，修真之大禁也，一動則元氣損矣。」練氣的人必須經常精神內守，心意不離開丹田，儲備充足的元氣預防疾病，如因紅塵事繁，心思長期在外，就會減弱丹田氣。因為氣脈的入口都在丹田，源頭氣不足，氣脈就容易阻塞；煩惱多、心地不清淨，更會造成心浮氣躁耗損元氣。因此，不管事情多麼忙，還是得不忘分點心守著丹田，只要有一絲絲的意念存想丹田，保持腹力不鬆，丹田裡的氣就不致上浮飛散，這種心法叫做「一線繫九牛」；倘若發現腹壓不足，就要練練丹田氣，至少要維持拳頭可以捶打的程度。較高階的練法是長久維持丹田、陰竅與兩腳湧泉穴之間的聯繫，或採用其他「住氣」的功法將氣牢牢繫在丹田，精氣才不致飛散，功力也才會隨著歲月增長。

(二)河車搬運：亦即氣沿任督兩脈周天運行，李時珍《奇經八脈考》說：「任督兩脈，人身之子、午也……人能通此兩脈，則百脈皆通。」任督兩脈是氣的主幹，是練氣時陽火陰符升降之道，可讓精炁周身運轉，用氣來灌溉肢體臟腑。任督兩脈主宰人身的健康，在任脈方面，《內經》指出，一切元氣虛弱的疾病，都必須從任脈論治，因為元陽循任脈下降丹田與元陰媾合，使身體得以氣化，賦予身體動力；在督脈方面，《莊子・養生主篇》說：「緣督以為經，可以保身，可以全生。」督脈循著神經系統的主幹脊椎而上，兩旁還布滿各個臟腑的俞穴，在大門派裡練功，除了通督脈，還要利用拍打的方式打通整個背氣，背氣暢通，人至少可以多活二十年。據聞台塑企業董事長王永慶在練撞牆功，目的也是為了打通背氣，不過，撞牆時必須丹田繃緊、閉氣、勁運背部，才不致受傷。全世界有很多人為背痛所苦，皆肇因於背氣不通，光是投以藥石是很難徹底痊癒的。

因此，不管事情有多忙，身上的行氣主幹道每天都要運轉一下，人身的氣有三大循環圈：一是任督脈，二是左右脈，三是帶脈，此三者每天至少各要運轉三十六圈，算是一個基數，常練才能保持全身氣行通暢。打坐前也應先活動關節，一坐下來也最好先把三大循環圈運轉一次，讓氣血活絡之後再開始守竅，才不致坐久了氣血不通、肢體發麻。其實，丹田氣動之後，氣自然就會循著任督二脈運行，無須用意導引，用意運轉河車，只是在有需要時給予加強。

不過，小周天運轉分好多層級，氣可以走脊椎內側，走脊椎兩旁，也可以走脊椎中心，要真正將小周天全部練成，達到「上天梯」的功力，古代的修道家都要花上數十年。日本佐賀縣立病院好生館曾做過一項出人意料的實驗，醫生利用磁氣或超音波的作用讓受試人員小周天運轉，結果發現男性是從督脈上升再由任脈下降，女性卻反過來從任脈上升再由督脈下降，這種現象道書中從未提過，有待進一步的研究。

任督脈、左右脈的功能前文已有敘述，至於運轉帶脈的作用在於收束諸氣，使體內的氣不致散亂，而且可以控制丹田的火氣不使上騰。運轉帶脈必須左轉三十六圈、右轉三十六圈，由於帶脈串連了任督兩脈，運轉帶脈可使全身處於高電壓、高能場的狀態，用以運動臟腑，排除濁氣。此外，我們全身關節也可以利用磁場的轉動引入能量，謂之「炁斂入骨」，讓骨骼不斷充電而骨髓盈滿、增加骨密度，老來不易骨質疏鬆。

(三)發火燒身：「發火遍燒身」一詞出自陶弘景的《養性延命錄》。隨著年歲增長，人體的細胞逐漸老化，但是，如果我們每天供給細胞能量，就能長期維持細胞的年輕及活力。練氣的人最好每天進入氣功態一次，以磁場能場籠罩全身，讓全身細胞吸收能量，亦即一天餵一次細胞，以常保細胞的生命力。日本科學家藤原肇在《驚人的意念力》一書中說：「以精神的力量強身，體內細菌的威力就會減弱。」榮民總醫院也做過實驗，氣功師的氣可以殺死癌細胞，進入氣功態時全身布滿高能電場，細菌比較沒有存活的空間。《靈寶畢法》、《大丹直指》等書還載有「起火降魔」、「真火練形」的功夫，主張運起陽火來焚燒身上的陰魔邪氣。道家認為，人體裡面有所謂的「三尸九蟲」，是破壞生命基本結構的陰邪能量，必須徹底清除才能脫胎換骨，長生不老。

此外，在《八卦行功法》裡面還有一招「想火燒臍輪」功效也極顯著，其功能在開竅、排濁、增益神經系統。我們如果能夠每天練一練「發火遍燒身」、「想火燒臍輪」，健康幾乎已在自己的掌握之中。

(四)閉氣攻病：這是自彭祖以降的修道家、養生家及許多練功書常採用的方法，《養性延命錄》引述彭祖之言：「其偶有疲倦不安，便導引閉氣，以攻所患。」《太清調氣經》中也曾介紹：「以心念苦處，以意相注，閉氣攻之。」《胎息經微論》更說：「身困有疾，醫藥不能治者，可以自己氣海中元氣運於周身，以攻病本。」以上都是利用「氣沖病灶」原理的治病養生功法，當發現身上有阻塞之處時，即運足丹田氣，閉氣以意念強攻病處，最好並利用導引姿勢引導髒氣流動外排。「以自己氣海中元氣運於周身」，即是閉氣攻病的最重要訣竅。

現代一般氣功教室為了多招學生，大都標榜「輕鬆學功夫」，因為閉氣很辛苦，所以現在幾乎已沒有人在教閉氣的功法，其實閉氣對通脈治病能夠產生很大的功效。舉例而言，肝臟沒有痛覺神經，是最沉默的器官，有病變時不容易察覺，但是肝臟發炎是一切肝病的起因，如果過勞或熬夜，也會造成肝臟上火。我們在入靜時肝臟是最吵的器官，老是覺得肝臟有一股火氣直往上冒，這時便可運氣強攻肝臟，排除火氣，以清換濁。總之，胸腹或全身發現阻塞之處時，都要閉氣攻之，就像我們平日要上大號、小號也要花點力氣一樣，身上有髒氣要隨時清除。日久功深，有朝一日，胸腹間出現「龍吟虎嘯」，穴竅陸續「啵」的一聲打開，全身經脈打通，全身都有氣感，四肢、內臟稍有阻塞立可察覺，隨時可行氣打通，這就是養生氣功的最高境界。

布袋戲裡的劉三因為功夫練太多了，以致要用時會忘記功夫，有些老師父也是如此，老來平日只是練神練炁，常會忘了初級的練氣練精功夫，鍛鍊精氣才能維持身體健康，因此，偶而還是得吸氣入丹田，用閉氣的功法養形。此外，我們還可以利用大腦中的七巧色板及腦下垂體，依照五行顏色的不同，分別將能量下射五臟，以調整內臟的功能，不過，能夠運用這種功法的人已經是絕無僅有了。

(五)導引行氣：鍛鍊精氣必須佐以身形動作導引，才能讓氣流布全身，平常可以練八段錦、易筋經、太極導引等功夫，練氣功的人學太極拳也甚為恰當，打太極拳時身形下沉，上虛下實，有如紮馬步，等於時時在加強築基功夫。太極拳是內家拳，每天走拳一趟，等於全身行氣，有助於打通全身經脈，可兼收練形練氣之效；而且太極拳打起來很有美感，讓練功不致太乏味。

冷謙，號龍陽子，生於明朝初年的杭州，他擅長養生，活了一百五十歲，現代工商社會生活緊張忙碌，練氣的人平常可以採用他在《修齡要旨》裡介紹的「長生一十六字妙訣」來保養，口訣是：「一吸便提，氣氣歸臍；一提便咽，水火相見。」因為只有十六個字，因此也叫「十六錠金」。方法是：先漱口生津，一吸氣便立刻提陰竅，同時嚥一口口水，並提陰竅將地電往上帶，嚥口水的時候，同時用靈台將天電往下帶，天電地電都會往肚臍集中，所以叫做水火相見，道書中的說明線路還要繞來繞去，我認為功法單純一點比較方便，讓全部的動作在同一時間完成。練習這個功法不需選擇環境，不妨礙工作，任何時間皆可練習，的確是一種很適合現代人練習的方便功法。不過，練這個功法，必須氣路暢通、胎元靈活，而且陰竅要用得很純熟才行。

《抱朴子・雜應篇》說：「養生之盡理者，行氣不懈，朝夕導引以宣動榮衛……但患居人間者，志不得專，所修無恆。」想要健康長壽，必須日日練氣，時時練氣，常保經脈暢通。現代人俗事繁忙，若要行住坐臥都能守住丹田很不容易，這時可以利用丹田下緣與陰竅互相吸引，就比較容易守得住。修道家還有一些祕傳的獨門呼吸法，例如神仙呼吸法、天地人呼吸法等，運用這些高級的呼吸心法，平日在一呼一吸之間，即能產生極高的練氣效果。

氣功的醫療成效

道家特別注重養生，是為一大特色，修道的目的在治身、修心、了性，治身是第一步功夫，我們的身體不免有些舊疾新病，修道前先要治身，把病治好，否則修道過程會產生重重阻礙。修道家大都懂得一些醫術，期能自醫自救，所以自古即有「醫道同源」之說。例如王重陽的大弟子馬丹陽在陝西傳道時，有一天中了熱暑，差點魂歸他鄉，後來又中了火毒，別人給藥不敢嘗試，才覺悟道：「道家有病，他人莫能醫，當以自治乎！」尤其許多修道人身處山林，遠離人煙，生了病，醫生鞭長莫及，更需要懂得自醫之術，所以《抱朴子・雜應》說：「古之初為道者，莫不兼通醫術。」修道家並認為行醫救人是立仙基、積功德的重要方法。

歷代修道兼通醫術的養生家很多，其中最著名的當屬唐代藥王孫思邈，其他諸如漢唐時期的葛洪、陶弘景、孟詵，宋元時期的劉河間、蒲虔貫、趙自化、丘處機、張君房，明清時期的陳繼儒、冷謙、高濂、汪昂等人，這些前輩都傳下了精闢的養生理論及功法。我們在練習氣功的過程中，偶遇身體不適時，就可以借重這些前輩的經驗。

要讓西方醫學家相信練氣功能治病的確不太容易，但是人身是由物質及能量結合而成的，練習氣功能夠增強身體的能量，使許多疾病獲得改善，雖然未能完全明瞭其原理，但經過現代醫學家的廣泛實驗，氣功能治病已是不爭的事實。《西升經》說：「形神合同，乃能長久。」我們鍛鍊身體，必須形體、能量兼顧，同體相保，才是健康長壽之道。

經由解剖觀察，現代醫學家很容易看到全身血管的分布情形；但在氣脈方面，道書、醫籍只有正經脈及奇經八脈等大幹線的記錄，這是修道家「觀內景」畫出來的，但是，除了大氣脈之外，人體全身還布滿了支氣脈、微氣脈，目前尚無詳細的「氣脈分布圖」可供診療參考之用，氣功醫學的領域，尚有許多空間等待開發。

中醫治病，對於氣的機制當然了解越清楚越好。東漢王充認為「精氣」是生命的物質基礎，魏末嵇康則認為「元氣」才是生命的物質基礎，姑且不論誰對誰錯，有論證才有進步，不同的氣對人體會產生不同的作用，確實值得中醫界朝著這個方向深入研究。

以物性而言，血重而下沉，氣輕而上浮，氣、血會隨著年紀增長而逐漸分離；而且《內經》說：「天地之精氣，其數常出三入一。」我們呼吸所得是進氣少出氣多，體內的氣會不斷減少，到了年老時氣已所剩無幾，血中缺少了氣，變得又稠又髒，送營養、清廢物的功能都很差，血管容易阻塞硬化，人怎能不生病？加拿大老人研究院院長溫菲爾特博士說：「只要找到讓血管暢通的方法，人的壽命便可能活到兩百歲。」意指人體的許多疾病皆源於血液循環出了問題，解決了這個問題便是醫學上的大突破。在中醫理論裡面，氣為血之母，血要淨化、活化，就必須讓血裡充滿了氣，只要血中氣足，循環系統便能維持良好的功能。

人體是物質、能量、信息的組合，經由解剖得來的人體知識，僅止於物質層面而已，但有很多疾病的成因是來自能量、信息的異常。舉例而言，台灣的復健醫學會做過一個調查，發現超過百分之九十六的人曾有肌肉關節酸痛的經驗，這個比率大概世界各國都差不多。肌肉酸痛的原因很多，但是有極大部分肇因於氣血阻塞，如能練習氣功促進氣血流通，即能解決大部分的問題。

我曾在兩個月內參加了兩個同學會，就有六、七個老同學抱怨肩頸部位長年酸痛，吃藥、針灸都治不好，照X光、斷層掃描也都找不到病因，我伸手一摸，立刻察知他們的阻塞之處，施以按摩兩、三分鐘，打開瘀結，酸痛就不藥而癒。全身各部位類似的阻塞情形很多，如果醫生都可察覺病因，對症治療，就不必浪費那麼多醫療資源，病人也可早點恢復健康（目前的復健治療方式效果有限）。練氣的人，因為經脈裡面的氣流量大、川流不息，比較不會有阻塞的狀況發生，所以常覺身輕如燕，通體舒泰，即使偶有阻塞，也可以利用氣功自行打通。

既然同樣是為了醫病救人，何必心存本位主義強分中醫、西醫？西醫利用X光、斷層掃描、正子攝影來觀察病灶；中醫把脈也是一種掃描，只不過西醫是掃描病灶的物質狀況，而中醫是掃描病灶的能量狀況罷了。如果醫師在診斷時，物質及能量兩方面的病因皆能掌握，對病情的判斷必定更加準確，得以及早對症下藥，將大大提升醫療的效果。

孫思邈說：「善養攝者，須知調氣焉。」要談養生，必須懂得調理自己身上的氣，對自身的健康才具有主控性。精於中西醫學的張錫純在其著作《醫學衷中參西錄》中就主張「學醫者宜參看丹經」，極力提倡醫生要學習氣功，以補醫學之不足；畢業於香港中醫學院的鄧宏逖醫師著有《內功理療長壽祕訣》一書，書中敘述在醫療中加入了氣功的練習，在慢性病的治療方面獲得了顯著的成效，目前許多醫院採用氣功療法也都發表了豐碩的成果報告。

把脈可以說是中國最神奇、最寶貴的一門學問，中國古代的醫生有些兼習氣功，大大提高感應度而成為「神醫」，高明的醫生一搭上患者脈門就立知病情，猶勝醫院漫長而繁複的檢驗步驟，可惜這門學問已經逐漸失傳。現代醫師若能兼學把脈，融匯中西醫學技術，必能更深入掌握病情；如果除了投藥、手術之外，還能佐以氣機方面的調理，勢必大大提高醫療的效率，造福更多的病患。

人是否可以長生不老？

自古以來，長生不老是上至皇帝下至平民人人夢寐以求的目標，秦始皇就曾派徐福率童男童女三千，乘船泛海東渡尋找長生不老之藥，但是，人類究竟是否可以長生不老呢？

依照科學的觀念，人身的細胞不斷地分裂，每分裂一次，端粒就會減少，細胞會逐漸老化，我們無法不讓人體停止生長，人的器官終究會因為衰弱而步入死亡。而且人類的一生中會感染各種疾病，還有天災人禍、意外事故，加上工作、飲食、情緒、挫折、壓力的影響，左右我們壽命的變數實在太多，要達到長生不老的目標似乎遙不可及。

幾千年來，中國道家對於長生不老大都採取肯定的態度，《莊子》書中即描述，真人可以長生不老；歷代道書記載，修道家活到一百歲以上者比比皆是，從史料中留下的生卒年代來看，修道家的平均壽命較帝王將相及平民百姓無疑要高得多。在幾千年前，醫療尚未發達，修道家只憑藉練習氣功即能達到增進健康、延長壽命的目的，證實氣功養生術是有效的，值得現代醫學深入研究。

尹真人曰：「人若根源牢固，呼吸之間，可奪天地之正氣，而壽命延長。」因為人身的能量與天地是對流的，人可以取用天地無窮的能量而延長壽命，但條件是必須本身要「根源牢固」。用譬喻的方式加以說明：我們必須在自己身上建立一個「電瓶」，這個電瓶如果功能良好，它就可以引進天地的電能而充電，隨時儲備足夠的電能以供身體運用。

長生不老最少必須具備兩個條件：一是細胞不老，一是身體乾淨，這兩者又互為因果關係。細胞是組成人體的最小單位，細胞健康，人就有活力。倫斯伯格（Boyce Rensberger）在《一粒細胞見世界》這本書裡面提到，在「不斷引入外界的能量」的條件下，細胞是可以不死的。事實上，生物細胞裡的「原生質」，科學家迄今仍找不到它會老化的證據。

控制論創始人韋恩納（N. Wiener）說：「高等動物延續生命及健康的條件很嚴格，人體是一個維持穩定的機構，這種狀態稱為『穩態』。」穩態的意思類似道家所說的「陰陽平衡」，練習氣功，訓練意識，即使在外界的種種干擾之下，也利於維持生命體的穩態，這本來就是練氣的專修及擅長之處。人體纖維細胞最多只能進行五十次的增殖，而練習氣功能夠引起人體生化、物理過程的有序化，要讓細胞增殖超過五十代並非不可能。

我們體內的所有細胞都有其個別意識，並在器官內與其他細胞合作，但是由於細胞有其生存年限，人體不斷積存污染的廢物，減弱了細胞的活動力，因而組織逐漸失去功能。其實，科學家利用培養實驗證明，細胞在恆保清潔、營養充足的狀態下是不會老化的。人體的肌肉細胞，可以被視為是含有鹽溶液的微小電池，藉著加強生物電之作用，細胞即可以順利進行修復及代謝。

一九七四年五月，瑞士瑪赫瑞希研究大學做過氣功師腦波變化測試，發現氣功可使腦波頻率減少，而波幅卻增加了三倍多，這個實驗說明氣功可使人們的功能回到兒童時期的慢波，使大腦各區域的波形趨向同步，亦即形成腦細胞的電磁活動高度有序化，引導衰老的指標發生逆轉。

科學家將人的腦波分為α、β、θ、δ四種，其頻率各自不同，宇宙波的頻率為七．五赫茲，胎兒與嬰兒的腦波都是七．五赫茲，可見胎兒、嬰兒的腦波與宇宙的能量是「天人相應」的。如果一個人能夠讓自己腦波的頻率降到七．五赫茲，每天餵食細胞能量，基本上身上的細胞就不會老化，甚至還能像嬰兒一般增生，讓身體回復年輕。為什麼老師父能夠「鶴髮童顏」，就因為所練的功夫使生命產生逆轉現象。

返老還童的言論，中國幾千年來歷朝都有人提出，表示歷代都有人達到這個境界，否則這理論絕對經不起歲月的考驗。一九五四年紐約醫學院的四位醫學博士曾提出一個報告：人活到六十～七十五歲之間，會遇到一個障礙期，如能跨過這個障礙期，老化現象便會停止，人體內的物理、化學變化開始反其道而行，有如「返老還童」。根據英國劍橋大學的研究，以幹細胞、基因療法和其他技術定期修復身體受損器官，有可能使人類老化的進程完全停止，甚至活到一千歲；伊利諾大學的一篇報告也認為，延緩老化就等於延緩癌症、阿茲海默症、心臟病等疾病的出現，大大提升人類生命的品質。科學家已知道人體有返老還童的現象，但其道理尚待進一步的研究。

以目前人類的認知，生命脫不了佛家所講的「成、住、壞、空」的過程，人出生之後，經過成長、衰老階段，終將回歸塵土。科學家認為生長、成熟、衰敗、死亡這個公式是「不可逆的」，但是道家的理論認為生命是「可逆的」，道家說「順為人，逆為神」，因為生命的起源在於「兩神相搏，合而成形」，人是由陰陽媾合建構而成，既然人可以透過練習氣功的方式盜取天地間的陰陽，我們就可以主導陰陽媾合的工程在體內重新進行，換句話說，人類可以藉此修練返老還童，而「返」這個字即表示生命是「可逆的」。

生物學家、醫學家研究遺傳、基因的方法，是在生命「壞」的階段下手，想辦法修補細胞、延長細胞的生命，但是道家卻從「成」的階段下手，要讓生命的公式由順轉逆，其中最大的關鍵是，必須讓我們的身體重新合成初生之始的能量。打個比方，在各地舉辦的骨董車展中，我們經常可以看到五、六十年車齡的老車依然可以上路奔馳，這些車靠的是保養及維修；如果這些骨董車可以不斷更換新的零件，那跟新車有什麼不一樣？

人的出生點在肚臍，所以採自臍帶血的幹細胞是一群尚未完全分化的細胞，它具有製造體內任何類型細胞的潛在能力，只是肚臍在出生後就慢慢退化，逐漸失去功能。但是，今天如果有人能夠經過長期修練，讓肚臍活化，重現嬰兒時期的功能，源源不斷製造新的幹細胞，即可以扭轉生命的定律。晉代許遜在《靈劍子》一書中說：「氣若功成，筋骨和柔，百關調暢，胎津日盛，血脈壯強。」句中的「胎津」，指的就是生命的初始元素。

此外，美國耶魯大學針對人體老化現象所做的研究發現，人的軀體周圍被一層電磁包圍著，指出電磁對於人體扮演著一種鑄型的角色，細胞之生滅、增減皆受電磁的操縱，由此可知，練氣的人如能經常進入氣功態，讓全身罩滿電磁場，即能對細胞的生命力產生有益的影響。

依照量子物理學家的說法，物質只是高次元空間投影於三維空間的映像，在某種條件下，可造成投影的實相更加精密，物質由粒子組合而成，而且這些粒子不斷更新，頻率及速度越高，物質就越精妙，因此，身體能量的提升，將會出現一些傳統醫學無法想像的變化。

賽斯書裡面也告訴我們一個觀念：為什麼死亡對生物而言是必須的？那是由於不斷更新的能量無法再被轉譯到肉體的緣故，但是，透過修練氣功的方式，我們可以重啟肉體更新能量的功能，讓身體不斷接受新的好能量，排除壞的舊能量，使高層意識有更新身體能量的能力。因此，人類如果能與宇宙建立能量的傳輸管道，經過修練而擁有一個精妙的身體，死亡就距離我們非常遙遠。

除了維持細胞活性之外，修練氣功的最大任務就是保持身體乾淨，如果氣走筋骨皮肉，只能清除人體外表之髒物，必須打通全身經脈，才有辦法將身體深處細小氣脈的濁氣全部清除，排除衰老致病的因子。因此，人類若要長生不老，就不能一時一刻停止「排濁納清」，只要身體存在的一天，我們不但要做好人體廢物的新陳代謝，也要做好氣的新陳代謝，易言之，供給細胞能量、清除體內廢物這兩項工程是不能休止的。

另一方面，來自外界的壓力以及生活的失常，致使生命節奏產生混亂，也是造成人類生病、死亡的重大因素，人要健康長生，EQ非常重要，因為負面情緒會產生許多壞的能量而損及壽命。真正的修道家是豁達大度、與世無爭的，如果氣功師EQ很差，又熱中於名利的追逐，那麼他修的道必定有問題。

人們常常向人瑞請益養生的方法，醫學家也常到「長壽村」尋找長生之鑰，根據這些探訪綜合起來的線索不外是生活快樂、少煙少酒、水質乾淨等因素，甚至有人判斷是常吃地瓜的緣故，這些調查縱使可以歸納出部分的養生道理，但畢竟可以掌握的程度不高，無法讓人人依規實踐。何況，人除了長壽之外，還必須達到三個標準：健康無病、行動靈活、容貌年輕，像孫思邈活到一百歲還「視聽不衰，神采甚茂」才算符合理想，換句話說，不但要活得老，還要活得好，要達到這些標準的最佳途徑，則非練氣莫屬。

第九章

結語

科學家窮其畢生心血，最終的夢想就是要找到生命、宇宙及一切事物的終極知識，亦即探索驗證宇宙本體的途徑。但至目前為止，運用科學的方法，只能分析宇宙本體的構成，無法了解其中的「涵義」。如何才能了解宇宙的涵義呢？佛萊德曼在《心靈與科學的橋》一書中說：「只有透過神祕主義之道，向內心探索而直接去體驗。」為了尋求與宇宙溝通的方法，中國修道家已經研究、實踐了幾千年，也累積了不少知識及經驗。

科學家投入氣功的研究已有一段漫長的時間，但依然無法完全了解其真相。人體是由形體、能量、信息所組成的，目前人類只能指揮運用自己的身體，對於身體裡面的能量運作機制尚無所悉，但是道家的公式指引了我們一條可行的途徑，告訴我們透過種種練氣方式，可以學會駕御自身能量及切換意識的方法。生命本身與高次元世界本來存在著某種溝通方式，只是我們無法解開其中奧祕。

《素問．上古天真論》說：「真人者，提挈天地，把握陰陽。」意指我們如果能溝通天地，運用陰陽的原理，就能達到真人的境界；《老子河上公章句》也說：「天道與人道同，天人相通，精氣相貫。」呂不韋的《呂氏春秋》亦闡述天人一體的觀念，這些古代先賢的理論，都在指出天、地、人是一個整體，但人必須透過修練，使得人身小天地與宇宙大天地相應，我們才能明白宇宙的真相，也才能掌握自己的健康及壽命。

號稱「世上最聰明的人」數學家約翰．馮．紐曼（John von Neumann）的精微量子學說指出：「所謂物質，不過是人類意念所造成的實物而已，真正的實體是思想意念。」意識先物質而存在，物質乃意識所化，生命是由意識啟動的，無極動而生太極，太極圖中間新生的一點即代表意識啟動生命的現象。

因此，唯有透過意識的修練，才能發現生命的源頭。但是，物理學家謝培德（A. P. Shepherd）說：「雖然更高的層級與我們的空間互相滲透，我們卻無法感受到更高的層級。」無法任意運用高層意識去突破空間的限制，這就是科學家研究宇宙時感到無力之處。練習氣功的過程，即可以透過修練提升人類的意識層次。科學家得知一個理論，微中子可以自由進出物質、非物質及反物質的空間，修練道行高的人，懂得讓念力集中，使身體的微中子結構凝聚不散，故可自由來去於多維空間，亦就是佛家所說的「如來」境界，換句話說，透過人類意識的訓練，可以找出進出宇宙本體的方法。

近年來全世界掀起了樂活（LOHAS）概念，歐美諸國已有將近三分之一的人口響應，許多人在追求健康的同時，採取尊重大自然的生活方式，樂活的精神包括提升身心靈的境界，並選擇新鮮、在地、當季的生機飲食，過著簡單樸素的生活。廣義的說，樂活也是一種養生術，追根究柢，其涵義仍脫離不了「氣」的運作範圍，樂活人士所學習的瑜伽、武術、導引、運動、靜坐等等，其實都是在練氣，而有機、潔淨的食物也是為了避免污染身體，並獲得食物中新鮮活潑的氣。練氣可以讓我們心性單純，讓我們能夠自主吸取能量、自主排除毒素，將健康掌握在自己手上，這才是樂活觀念的極致。

主持美國「潛能與醫學研究所」的印度學者狄巴克・喬布拉（Deepak Chopra）在《不老的身心》一書中說：「人類的身心自然具有尋找能量與律動的智慧，只是現代人遺失在龐雜的資訊與紛亂的生活中。」由於通訊、傳播以及視聽媒體的發達，致使現代人類沉醉於感官的刺激，道德觀念逐漸瓦解，犯罪層出不窮，憂鬱沮喪人口增多，這些現象都顯示人類精神文明日趨退化，要改善這些現象，練氣能夠讓我們脫離壞的能量，讓心靈平靜，開啟我們的智慧。

目前，經過全世界科學家的實驗，氣功的好處已經普遍被證實，既然氣功對全人類有益，我們就應及時大力推展，目前的第一要務就是整理出一套功法讓人人學習，只要氣功能夠普及，匯集眾人的智慧，氣功這門學問必然日趨成熟。好食材才做得出好料理，好泥土才燒得出好陶瓷，原料左右成品的好壞，人為氣所生，同樣的，要有好的氣才能構造出一個好的人，每個人對於自身的結構成分，豈可漠不關心？

二〇〇六年有兩大道家文化盛會：一是五月二十六日在中國無錫太湖舉行的「世界道學中心會議」，一是十一月三日在泰國曼谷舉行的「第五屆國際氣功科學聯合會」，在這兩個會議當中，論文百花齊放，盛況空前。但是，長久以來道家哲學與現代文明已經產生很大的隔閡，從文字上來研究道家文化，猶如隔靴搔癢。其實，上至練氣修仙，下至無為哲學，道家文化都是根源於「氣」所衍生出來的，都是氣的實踐及應用；目前大家熱中的氣功、瑜伽、靜坐、導引，也都是氣的多樣養生功法。唯有把氣的原理研究透澈，讓全人類經由了解而願意親近，才能為道家文化注入新的活泉，也才能為各類養生功法建立基礎理論。

人類如果不必吃藥、動手術及各種醫療照顧，就能活到百歲尚且身輕體健、耳聰目明；人類如果不必藉用昂貴的科學儀器、龐大的研究經費，就能探知宇宙本體的奧祕，應該是眾所企求的理想，而要達到這些目標，練氣應該是最方便可行的途徑。

身為諾貝爾獎得主的著名物理學家普里高津（Ilya Prigogine）說：「西方科學與中國文化在整體性、協同性的良好結合，將導致新的自然哲學及自然觀的產生。」以往人類都在試圖掌控物質，今天如果人人都來練氣，學習掌控能量，在不久的將來，人類文明勢將創造出嶄新的一頁。

（全文完）

國家圖書館出版品預行編目資料

氣的原理：人體能量學的奧祕 / 湛若水著. -- 三版. -- 臺北市：商
周出版：家庭傳媒城邦分公司發行, 2022.02
　　面；　　公分. -- (商周養生館；69C)
　　ISBN 978-626-318-186-1 (軟精)

1.氣功

413.94　　　　　　　　　　　111002053

「線上問卷回函」

商周養生館69C

氣的原理(暢銷紀念版)：人體能量學的奧祕

作　　　　者	／湛若水
企 劃 選 書	／彭之琬
責 任 編 輯	／彭子宸

版　　　　權	／吳亭儀、江欣瑜
行 銷 業 務	／周佑潔、賴玉嵐、林詩富、吳藝佳、吳淑華
總 編 輯	／黃靖卉
總 經 理	／彭之琬
事業群總經理	／黃淑貞
發 行 人	／何飛鵬
法 律 顧 問	／元禾法律事務所 王子文律師
出　　　　版	／商周出版

台北市115南港區昆陽街16號4樓
電話：(02) 25007008　傳真：(02)25007759
E-mail：bwp.service@cite.com.tw
Blog：http://bwp25007008.pixnet.net/blog

發　　　　行／英屬蓋曼群島商家庭傳媒股份有限公司 城邦分公司
台北市115南港區昆陽街16號8樓
書虫客服服務專線：02-25007718；25007719
服務時間：週一至週五上午09:30-12:00；下午13:30-17:00
24小時傳真專線：02-25001990；25001991
劃撥帳號：19863813；戶名：書虫股份有限公司
讀者服務信箱：service@readingclub.com.tw
城邦讀書花園：www.cite.com.tw

香港發行所／城邦（香港）出版集團有限公司
香港九龍土瓜灣土瓜灣道86號順聯工業大廈6樓A室；E-mail：hkcite@biznetvigator.com
電話：(852) 25086231　傳真：(852) 25789337

馬新發行所／城邦（馬新）出版集團 Cite (M) Sdn. Bhd.
41, Jalan Radin Anum, Bandar Baru Sri Petaling, 57000 Kuala Lumpur, Malaysia.
Tel: (603) 90563833　Fax: (603) 90576622　Email: services@cite.my

封 面 設 計	／行者創意
繪　　　　圖	／謝文瑰
排　　　　版	／極翔企業有限公司
印　　　　刷	／韋懋實業有限公司
經 銷 商	／聯合發行股份有限公司

新北市231新店區寶橋路235巷6弄6號2樓
電話：(02)2917-8022　傳真：(02)2911-0053

■ 2007年3月19日初版　　　　　　　　　　　Printed in Taiwan
■ 2024年8月6日三版1.7刷
原價380元

城邦讀書花園
www.cite.com.tw